宁波市医疗卫生品牌学科建设项目资助（现场流行病学 PPXK2018-10）

宁波市医疗卫生高端团队重大攻坚项目资助（2023020713）

儿童睡眠与健康

主　编　龚清海　边国林

副主编　张　琰　李　辉

编　者　（以姓氏笔画为序）

王国安（宁波市医疗中心李惠利医院）

王思嘉（宁波市疾病预防控制中心）

边国林（宁波大学附属康宁医院）

许佳颖（宁波市第二医院）

严　旺（宁波市第二医院）

陈　奕（宁波市疾病预防控制中心）

李　辉（宁波市疾病预防控制中心）

李思萱（宁波市疾病预防控制中心）

励　丽（宁波大学附属第一医院）

何灿霞（宁波大学医学部）

邹祖全（宁波市北仑区疾病预防控制中心）

应焱燕（宁波市疾病预防控制中心）

张　琰（宁波市疾病预防控制中心）

张文武（宁波大学附属康宁医院）

易全勇（宁波市眼科医院）

周东升（宁波大学附属康宁医院）

赵　鑫（宁波大学医学部）

龚清海（宁波市疾病预防控制中心）

蒋丹捷（宁波市疾病预防控制中心）

童茂清（宁波大学附属第一医院）

董彦会（北京大学公共卫生学院）

人民卫生出版社

·北　京·

图书在版编目（CIP）数据

儿童睡眠与健康 / 龚清海，边国林主编. — 北京：
人民卫生出版社，2024.6
ISBN 978-7-117-35803-3

Ⅰ.①儿…　Ⅱ.①龚…　②边…　Ⅲ.①儿童 – 睡眠 –
关系 – 健康　Ⅳ.①R338.63

中国国家版本馆 CIP 数据核字（2024）第 021197 号

人卫智网	www.ipmph.com	医学教育、学术、考试、健康， 购书智慧智能综合服务平台
人卫官网	www.pmph.com	人卫官方资讯发布平台

儿童睡眠与健康

Ertong Shuimian yu Jiankang

主　　编：龚清海　边国林
出版发行：人民卫生出版社（中继线 010-59780011）
地　　址：北京市朝阳区潘家园南里 19 号
邮　　编：100021
E - mail：pmph @ pmph.com
购书热线：010-59787592　010-59787584　010-65264830
印　　刷：北京汇林印务有限公司
经　　销：新华书店
开　　本：710×1000　1/16　印张：12.5
字　　数：211 千字
版　　次：2024 年 6 月第 1 版
印　　次：2024 年 8 月第 1 次印刷
标准书号：ISBN 978-7-117-35803-3
定　　价：55.00 元

打击盗版举报电话：010-59787491　E-mail：WQ @ pmph.com
质量问题联系电话：010-59787234　E-mail：zhiliang @ pmph.com
数字融合服务电话：4001118166　E-mail：zengzhi @ pmph.com

前言

　　睡眠是人生命的重要生理过程，人的一生有 1/3 的时间在睡眠中度过。在儿童时期，良好的睡眠对于促进身体生长发育、调节机体代谢水平、增强机体免疫功能有着重要意义。世界卫生组织将睡眠问题列为影响人类健康的三大重要因素之一。随着近年来我国经济社会的快速发展和生活方式的变化，儿童青少年睡眠问题已成为越来越严重的"现代病"，儿童入睡时间推迟、睡眠时长缩短、睡眠时差增大、睡眠障碍等情况逐渐普遍，高度进化的昼夜节律生活方式正逐步被打破。

　　中国睡眠研究会发布的《2019 中国青少年儿童睡眠指数白皮书》数据显示，6～17 岁的青少年儿童每天睡眠不足 8 小时的占比达到 62.9%；其中13～17 周岁青少年的睡眠时长严重缩短，睡眠时长低于 6 小时的占比高达81.2%。2017 年国家卫生和计划生育委员会发布了《0 岁～5 岁儿童睡眠卫生指南》。同年，教育部颁布的《义务教育学校管理标准》中对学龄儿童青少年的睡眠时长做出了相应规定。近些年来，随着关于睡眠与健康关系的研究增加，越来越多的证据表明，睡眠不足、睡眠障碍等睡眠问题不仅影响儿童的生长发育，还能增加儿童超重肥胖、高血压、视力不良等众多慢性病的患病风险，并且与焦虑、抑郁等心理健康问题有着密切联系。

　　本书聚焦于儿童睡眠与健康的关系，结合基础理论与实证研究，较为系统地阐述睡眠对于儿童健康的影响。书中分 4 章介绍儿童睡眠相关基础知识、睡眠与儿童健康的关系、儿童睡眠的评估以及儿童常见睡眠问题的干预等；附录部分介绍了 8 项睡眠与儿童各类健康风险的人群研究实例以及基于这些研究成果的启示和建议。

　　希望本书能够促进卫生专业人员、家长、学生及教育工作者了解睡眠对于儿童青少年健康的重要意义，引导儿童青少年形成健康的睡眠习惯，并为相关部门制订防控儿童青少年肥胖、近视等常见病和心理行为疾病的睡眠干预措施提供科学参考。

本书编写人员由来自公共卫生机构、医疗机构、高等院校等的长期从事睡眠医学研究和相关工作的专业人员组成。本书出版得到宁波市医疗卫生品牌学科建设项目（PPXK201810）和宁波市医疗卫生高端团队重大攻坚项目（2023020713）资助，同时也是宁波市科技项目（2022S077、2018A610403、2017C50045）等系列课题研究成果的展现。

由于儿童睡眠医学与睡眠卫生学学科在我国还处于起步阶段，在编写过程中，我们参阅了大量国内外相关研究文献和专家学者的研究成果。本书涉及知识范围广，限于编者水平，且时间仓促，难免有所疏漏，恳请读者批评指正，我们将继续完善和改进。

龚清海　边国林

2023 年 10 月

目录

第一章　儿童睡眠相关基础知识

第一节　生物节律与睡眠的概念　001

第二节　睡眠的生理机制与功能　006

第三节　儿童主要睡眠问题及其流行病学　017

第二章　睡眠与儿童健康的关系

第一节　睡眠与儿童生长发育　028

第二节　睡眠与儿童心理、行为　033

第三节　睡眠与儿童肥胖、糖尿病　038

第四节　睡眠与儿童呼吸、心血管系统疾病　044

第五节　睡眠与儿童近视　052

第三章　儿童睡眠的评估

第一节　儿童睡眠的临床评估　064

第二节　各国的儿童睡眠推荐标准　073

第三节　常用睡眠测量方法与评估量表　077

第四节　可穿戴式睡眠监测　091

第四章　儿童常见睡眠问题的干预

第一节　睡眠问题的生活方式干预　101

第二节　睡眠问题的药物干预　108

第三节　睡眠问题的物理干预　114

附录

附录 1　宁波市儿童睡眠的流行病学现况研究　123

附录 2　睡眠与儿童健康危害行为的关系研究　129

附录 3　睡眠与儿童肥胖的关系研究　140

附录 4　睡眠与儿童自杀倾向的关系研究　147

附录 5　睡眠与儿童抑郁的关系研究　157

附录 6　睡眠与儿童近视的关系研究　167

附录 7　睡眠时型与儿童饮食行为、体力活动和超重关系研究　176

附录 8　睡眠与儿童维生素 D 水平相关性研究　186

第一章

儿童睡眠相关基础知识

第一节　生物节律与睡眠的概念

一、生物节律

（一）生物节律

生物节律（biological rhythm）是指生命体相关的各种活动或功能均随着时间更替而呈现出规律性、周期性改变，是广泛存在于所有生物体中的一种生命基本特征。生物节律是生物体在进化过程中为抵御大自然环境，如射线、温度、光照等周期变化的影响，而逐渐形成的机体内在节律，并表现出与大自然环境周期性变化相似的特点。人体正常的生理功能均与生物节律关系密切，如睡眠 - 觉醒周期、体温、身体功能、血压、内分泌系统等。生物节律表现为：机体的生理、行为等方面重复出现的规律特性，如睡眠 - 觉醒、进食 - 禁食；以 24h 为周期，如细胞分裂、光合作用速率变化等；具有温度补偿的特征，使得机体能在恶劣的环境下保持稳态。

根据变化周期的时间不同，生物节律可分为日节律（包括睡眠觉醒周期、血压变化等）、月节律（包括以月为单位的周期，如月经周期）和年节律（包括植物发芽、开花、结果等现象）。依据生物节律周期与自然界周期的关系，周期 < 20h 的生物节律称为超日节律（ultradian rhythm）；周期 > 28h 的生物节律称为亚日节律（infradian rhythm）；周期在 24h 左右的生物节律称为近日节律（circadian rhythm），又称昼夜节律。生物处于恒定条件下，昼夜节律会出现自运行，并且其周期不再是准确的 24h，而是接近 24h。昼夜节律的周期非常稳定，不同物种的周期都接近 24h。在恒定条件下，有的物种的周期略大于 24h，不同物种群体里个体的周期存在差异，但总体差异不显著。从细菌到哺乳动物均存在昼夜节律。在生物体内，昼夜节律影响着生物体的睡眠 - 觉醒、胃肠道功能、体温调节、能量代谢、情绪、激素分泌及激素水平等。

（二）生物钟

生物节律的产生和调节依赖于生物钟。生物钟是产生和调节生物体生理及行为等方面反复出现的特征的内在机制。从 1729 年记录含羞草生物节律的现象到 1984 年在果蝇中克隆出第一个生物钟基因 *Period*，生物钟的发现历时 200 多年。在 1729 年，法国天文学家 Jean-Jacques d'Ortous de Mairan 在研究地球运转的同时注意到天芥菜属含羞草（*Mimosa*）花瓣叶在白天时张开，在晚上闭合。他将含羞草置于一个不透光的盒子里，发现在恒定的黑暗中花瓣仍然保持着以 24h 为周期的变化，花瓣运动的昼夜节律并不依赖所生活的日夜循环。Mairan 第一次记录了内源性，而不是光或其他外因造成的昼夜节律性变化。1935 年，德国科学家在果蝇中发现了昼夜节律的存在，而此时研究人员对生物钟的研究基本都停留在对生物钟现象的描述和对机制的猜想阶段。1984 年，Jeffrey C. Hall、Michael Rosbash 以及 Michael W. Young 等人发现并分离了果蝇体内第一个调控生物节律的基因 *Period*。这三位科学家因在揭示生物钟的分子作用机制所做的突出贡献而荣获 2017 年诺贝尔生理学或医学奖。

对于哺乳动物而言，生物钟无论是在维持内环境的稳态，还是在适应外界环境变化上均发挥着至关重要的作用。人体生物钟由中枢生物钟和外周生物钟组成。中枢生物钟存在于下丘脑视交叉上核（suprachiasmatic nucleus，SCN），与光感受器联系，直接感受外界输入的光信号，是整体生物钟系统的"起搏器"。外周组织具有组织特异性的外周生物钟，它既受中枢生物钟调控，又受局部微环境牵引，这使得外周生物钟的节律具有一定的组织特异性。

二、睡眠

（一）睡眠的定义

睡眠通常是指以特定身体姿势持续保持安静的状态，同时对外界刺激反应减弱的一种状态。目前关于睡眠的许多研究都是基于哺乳动物进行的，常见的研究对象有人、猫、鼠。各个物种的睡眠定义标准存在很大差异。安静状态不代表没有活动，例如，据报道某些鲸类可以在游泳时睡觉。陆地哺乳动物常见的睡眠姿势是闭眼侧卧或俯卧，但也有动物（如马、大象、长颈鹿等）是站着睡觉的。

睡眠作为一项基本的生命过程，在进化上十分保守，它占据人一生 1/3 以上的时间，是生命活动不可或缺的重要组成部分，对机体的生长发育和维持机体健康均有重要作用。睡眠是感觉神经系统相对抑制、代谢率降低、行为上处于静止，对外界刺激反应减弱，觉醒阈值较高的一种身体自然放松的状态。在睡眠过程中，伴随一些其他生理状态改变，如血压下降、心率减慢、瞳孔缩小、尿量减少、胃液分泌增多而唾液分泌减少、发汗功能增强等。睡眠通常（但不一定）伴随躺卧、静止、闭眼以及其他普遍与睡眠有关的表现。但是，睡眠期间也可发生上述行为以外的行为，如梦游、梦呓、磨牙等生理活动。此外，睡眠过程中也会出现异常，如睡眠过程中断（由于睡眠本身、梦境或肌无力等的影响）而进入觉醒。

目前被比较广泛接受的人类睡眠定义符合如下标准：①一种可逆的状态，伴随自发活动减少；②由稳态平衡控制；③伴随觉醒阈值升高；④由生物钟控制。2014 年匹兹堡大学医学院 Buysse DJ 教授首次提出"睡眠健康"的定义：睡眠健康是一种多层面的睡眠 - 觉醒模式，可适应个人、社会和环境的需求，并且能够促进身心健康。良好睡眠健康的特征包括主观满意度、恰当的睡眠作息时点、足够的睡眠持续时间、较高的睡眠效率和清醒时的持续警觉性。

（二）睡眠的分类

哺乳动物中采用脑电波（electroencephalogram，EEG）定义睡眠。EEG 主要呈现 3 种状态，即清醒、快速眼动（rapid eye movement，REM）睡眠、非快速眼动（non-rapid eye movement，NREM）睡眠。其中，NREM 睡眠又分为入睡、浅睡和深度睡眠 3 个阶段。NREM 睡眠皮质脑电表现为同步化慢波，特征性波形有睡眠纺锤波、K- 复合波和高振幅慢波。人在 NREM 睡眠时很少有意识活动，大脑处于相对静止状态，但仍能进行积极调节活动，伴随肌张力下降。根据 EEG 表现，NREM 睡眠一般分 4 期，即Ⅰ期、Ⅱ期、Ⅲ期和Ⅳ期。REM 和 NREM 这两种睡眠在睡眠周期中交替出现。

（三）生物钟影响睡眠的因素

对于包括人在内的各种类物种，影响昼夜节律系统同步化的最主要因素是环境的光‑暗循环。此外，人类自主选择的睡眠时间是调节睡眠系统的另外一个重要因素。尽管昼夜节律和内稳态对睡眠的驱动力可通过反馈途径影响睡眠，但是社会因素常可成为"压倒一切"的影响因素。特别是出现闹钟和人工照明以后，人类可忽略昼夜节律和睡眠‑觉醒系统的信号，根据工作或学校的需要或娱乐和社会活动的需要自由决定何时保持清醒状态。这使得现代社会的人类表现出比祖先更多的睡眠剥夺和自主决定的作息时间。典型的自主选择睡眠‑觉醒时间的例子是轮班工作现象，当工作与昼夜节律和内稳态系统调节的时间不一致时，会产生内部时间分离、破碎的睡眠和削弱的觉醒状态。除了轮班工作，跨时区旅行和全天候社会活动也会破坏昼夜节律系统，而这种破坏不仅导致许多生理改变，如激素水平、自主神经系统活性、神经行为表现，还会影响睡眠的倾向性、定时和内在睡眠结构等，进而影响人体健康。

三、昼夜节律调节睡眠的分子机制

在高等哺乳动物中，睡眠是一个普遍存在的现象。睡眠调控机制非常复杂。人类的睡眠‑觉醒周期受内稳态系统和昼夜节律系统调节。内稳态系统主要作用是在日间觉醒时增加睡眠驱动力，在睡眠时减少睡眠驱动力；昼夜节律系统的作用是在日间增加觉醒信号，促进觉醒，在睡眠时减少觉醒，帮助睡眠。

从分子角度可将生物钟分为输入系统、昼夜振荡器、输出系统三部分。输入系统由传入途径和感受器组成，将生物体接受的外界环境信号（如光照、进食和温度等）传入振荡器，引导生物钟相关基因的表达。输入系统还包括一个自我调控的反馈环路，由中央振荡器进行调控。昼夜振荡器是由一组呈现一定节律性表达的生物钟基因及其蛋白组成的核心元件，负责接收外界信号、启动生物钟基因转录和翻译，进而控制输出系统。输出系统将昼夜振荡器产生的信号传出到特定的外周组织，经体液和神经传导等循环途径传递至其他效应器，从而调节机体特定的生理、生化和行为活动。这三部分相互作用，相互协调，形成有序的昼夜节律，使生物机体的各种行为活动具有昼夜或季节的节律性。

哺乳动物的昼夜节律由 SCN 驱动。SCN 是脑内主要的生物节律振荡器，位于下丘脑腹侧区、背侧脑室和下丘脑前内侧区，与神经元紧密耦合，可响应光信号，并通过神经和激素信号同步机体各个组织和细胞生物节律。在哺乳动物体内，SCN 和外周组织细胞共享同一套生物钟分子机制，且 SCN 是哺乳动物产生昼夜节律的主要起搏器。SCN 既具有自主性昼夜节律，又与外界环境中的光照情况相同步。几乎所有外周组织，如肝脏、胰腺和脂肪等都存在着昼夜节律，且不同组织内节律基因表达的昼夜比率存在着差异。SCN 可通过神经递质和内分泌等途径影响外周组织昼夜节律。

参与编码昼夜节律的核心生物钟基因包括生物节律循环输出蛋白（circadian locomotor output cycle kaput，CLOCK），脑和肌肉芳香烃受体核转运样蛋白 1（brain and muscle arnt-like1，BMAL1），隐花色素家族 1（cryptochrome1，CRY1）、CRY2，周期素蛋白家族 1（period1，PER1）、PER2，孤儿核受体（nuclear receptor subfamily，Rev-erb）（Rev-erbα，又被称为 NR1D1；Rev-erbβ 又被称为 NR1D2），维 A 酸相关孤儿受体（retinoic acid related-orphan receptors，RORs），神经细胞 PAS 结构域蛋白 2（neuronal PAS-domain protein 2）以及酪蛋白激酶 1ε/δ（casein kinase 1 ε/δ，CK1ε/δ）等。

哺乳动物昼夜节律调控机制中有两个已知的反馈环路（图 1-1）：①在白天的起始点（ZT0），CLOCK 和 BMAL1 蛋白在胞质中形成异二聚体，而后进入细胞核，与 *Cry* 和 *Per* 基因上游启动子的 E-box 序列（CACGTG）结合，激活 *Cry* 和 *Per* 基因的转录，在白天的终止点（ZT12），CRY 和 PER 蛋白异二聚体进入细胞核，抑制 *Clock* 和 *Bmal1* 基因的转录，进而抑制 *Cry* 和 *Per* 基因转录；② CLOCK 和 BMAL1 蛋白形成的异二聚体可激活 *Rev-erbα* 基因转录，

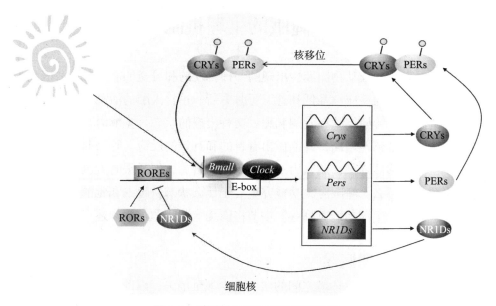

图 1-1 哺乳动物昼夜节律调控机制

而 REV-ERBα 蛋白进入细胞核后，会与 *Bmal1* 基因上游的启动子区序列结合，抑制 *Bmal1* 基因转录。*Clock* 和 *Bmal1* 基因可负反馈抑制 *Cry*、*Per* 和 *Rev-erbα* 基因转录，使得 *Clock* 和 *Bmal1* 基因转录抑制被解除，以此开始下一个周期。由于生物钟基因的转录、翻译大致以 24h 为一个周期，因此，昼夜节律的周期也大致为 24h。

四、小结

睡眠与饮食、生殖同属人类生存的基本生理需要，良好的睡眠是保障身心健康的重要基石。人类的睡眠 - 觉醒周期受生物节律的调控，而生物节律的产生和调节依赖于生物钟。人体生物钟包含位于下丘脑视交叉上核的中枢生物钟和位于外周组织的外周生物钟，两者共同作用维持机体生物节律的周期性。昼夜节律是生物节律中最为重要的一种生物节律，它受核心生物钟基因的负反馈调节，由于生物钟基因的转录、翻译大致以 24h 为一个周期，因此，昼夜节律的周期也大致为 24h。

（何灿霞　龚清海）

第二节　睡眠的生理机制与功能

睡眠是高等脊椎动物周期性出现的一种自发的和可逆的静息状态，表现为机体对外界刺激的反应性降低和意识暂时中断。正常人脑的活动和所有高等脊椎动物的脑一样，始终处在觉醒和睡眠交替出现的状态。觉醒时，机体对内、外环境刺激的敏感性增高，并能做出有目的和有效的反应。睡眠时则相反，机体对刺激的敏感性降低，肌张力下降，反射阈增高，但睡眠时大脑并非完全处于静息状态。那么，睡眠时脑功能究竟处于什么状态？睡眠和觉醒之间如何进行转换？睡眠的生理功能有哪些？本节将围绕上述问题进行阐述。

一、睡眠的生理概述

人在睡眠时与外界环境之间的联系减少甚至消失，因此，长期以来人们一直认为睡眠是一个消除疲劳所需的完全休息的过程。但从人类和其他动物的脑电活动中发现在睡眠阶段的大脑活动并非完全处于静止状态，而是呈现一种主动而非被动的抑制过程，同时脑功能状态并非一成不变而是表现出一系列主动调节的周期性变化，此时机体的各项功能，如感觉功能、运动功能和自主神经功能也随着睡眠深度的变化在不同程度上进行有规律的活动。正常的生理睡眠分为不同的时相。

（一）睡眠的分期

20世纪50年代，美国芝加哥大学的克莱特曼（N. Kleitman）和阿瑟琳斯基（E. Aserinsky）在对婴儿睡眠的研究中发现，在安静相睡眠之后出现周期性快速眼球运动。后来，克莱特曼和德蒙特（W. Dement）在对成人睡眠的研究中，将睡眠过程中脑电活动、眼球运动与肌肉张力变化模式联系起来，明确了两种睡眠的存在，即非快速眼动（NREM）睡眠与快速眼动（REM）睡眠。NREM睡眠也叫同步睡眠、慢波睡眠、正相睡眠，REM睡眠也称快波睡眠、异相睡眠或去同步化睡眠。

1. NREM睡眠　在NREM睡眠阶段，人体全身肌肉松弛，没有眼球运动，内脏副交感神经活动占优势。心率、呼吸均减慢，血压降低，胃肠蠕动增加，基础代谢率低，脑部温度较觉醒时稍降低，大脑总血流量较觉醒时减少。根据NREM睡眠的脑电波特征（图1-2），一般将NREM睡眠分为4期。

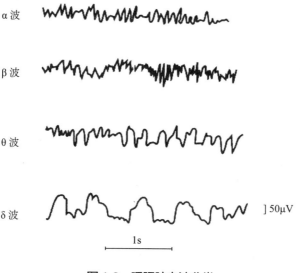

图1-2　睡眠脑电波分类

（1）NREM 睡眠 1 期：又称入睡期。脑电图中，α 波出现率减少，呈现低电压脑波，波幅减低，波形不整，不连续。它常出现在睡眠伊始和夜间短暂苏醒之后。α 波减少至 50% 以下即可判定为 NREM 睡眠 1 期。此时，人对周围环境的注意力已经丧失，处于意识不清醒状态。NREM 睡眠 1 期是清醒和睡眠的过渡时期，人处于一种很浅的睡眠状态，很容易被唤醒。

（2）NREM 睡眠 2 期：又称轻睡期或浅睡期，以低 - 中波幅 θ 为活动背景，在两额区、中央区、顶区出现 14Hz（12.5～15.5Hz）、波幅为 100～300μV 的纺锤波。随着睡眠深度增加，纺锤波频率减慢（12Hz），波幅较大的纺锤波脑电波持续约 20min。人在这一期，全身肌力进一步减退，眼球停止运动，但仍容易被唤醒。

（3）NREM 睡眠 3 期：即中度睡眠阶段，个体肌肉更加放松，肌张力进一步受到抑制，脑电波更慢，开始出现 δ 波，但 δ 波所占比例低于 50%，持续时间约 40min。此时，人体睡眠程度进一步加深，不容易被唤醒。

（4）NREM 睡眠 4 期：即深度睡眠阶段，脑电波多为 δ 波，δ 波占比超过 50%。此时，身体各项指标都降低，会出现梦呓、梦游、尿床等现象，处于深度睡眠状态，难以被唤醒。人在这个时期，正常情况下，平均 20min 有一次大的姿势调节，有的人甚至每 5min 有一次姿势调节。

上述即为 NREM 睡眠过程，之后 δ 波消失，高频率低波幅的脑电波出现，身体反应类似清醒状态或恐惧时的反应，肌肉松软，呼吸急促，血压和心律不规则，眼球快速上下左右运动，通常伴有梦境，进入快速眼动睡眠，即 REM 睡眠，也是睡眠的第五阶段。

2. REM 睡眠　是一种"异相的"睡眠，因为它和清醒状态很相似。虽然身体处于麻痹状态，但是脑部在某些方面却很像处于清醒状态。REM 睡眠期间的脑电图常会显示较快、去同步、低振幅的脑电波（神经振荡），与深度睡眠时的 δ 波不同，更类似于清醒状态的图样。在由 NREM 睡眠向 REM 睡眠过渡期间，会发生显著的生理变化。首先，会出现称作脑桥 - 膝状体 - 枕区皮层波（PGO 波）。在 REM 睡眠期间，机体会偏离平衡态，呼吸、体温调节和循环系统都会有大幅波动，这样的情况在其他睡眠相或清醒时不会出现。身体会突然失去肌肉张力，这个现象被称为"REM 肌肉麻痹"。同时，根据眼球的运动速度情况进行判定，REM 睡眠可分为两种类型，即时相性 REM 睡眠（以快速眼球运动大量出现为特征）和紧张性 REM 睡眠（不出现快速眼球运动）。

在时相性 REM 睡眠阶段，人体进入快速眼球转动状态，感觉功能进一步减退，肌肉更加松弛，肌腱反射消失，血压比慢速眼球转动时升高，呼吸稍快且不规则，体温、心率也有所升高。

人类 NREM 睡眠中，1~2 期被称为浅 NREM 睡眠；3~4 期为深度 NREM 睡眠，又称慢波睡眠（slow wave sleep，SWS）。很多教材或专著把 NREM 睡眠统称为慢波睡眠。2007 年和 2014 年，美国睡眠医学学会（American Academy of Sleep Medicine，AASM）经过研究和论证，制定了新的睡眠判读指南。该指南沿用以往的睡眠分期基本划分规则，但将 NREM 睡眠的 3 期与 4 期合成为 3 期睡眠。

概括来讲，快波睡眠是相对活跃的睡眠，此期间脑的活动增强，代谢率增加，自主神经系统自主功能增强，但由于肌紧张减弱或消失，运动功能丧失，而慢波睡眠通常呈现出相反的状态，是相对安静的睡眠。

（二）夜间睡眠构成

在整夜睡眠中，NREM 睡眠和 REM 睡眠交替出现。从觉醒状态首先进入 NREM 睡眠阶段，其中 1 期持续时间为 3~7min，然后进入 NREM 睡眠 2 期，持续时间为 10~25min，随后进入 NREM 睡眠 3~4 期，此期持续时间数分钟到 1h 不等。深度 NREM 睡眠结束后，转入 NREM 睡眠 1 期或 2 期。然后转入第一次 REM 睡眠，持续时间为 5~10min，完成一个睡眠周期。接着转入 NREM 睡眠 1 期，开启第二个睡眠周期。从第一个 REM 睡眠出现至下一个 REM 睡眠出现的平均时间间隔约为 90min。婴儿此时间间隔为 40~50min，每昼夜睡眠周期为 5~6 个；2~3 岁时，睡眠周期长度约 60min；4~5 岁时，睡眠周期延长至 60~90min。一般成人一晚有 4~6 个上述周期，绝大部分深度 NREM 睡眠出现在上半夜，下半夜以浅 NREM 睡眠为主。年轻成人在健康状态下每天平均睡眠 8h 左右，深度 NREM 睡眠时长平均不超过"全夜睡眠总时长"的 15%~20%。且在睡眠的后半程，深度 NREM 睡眠减少，REM 睡眠时长逐渐延长。从 NREM 睡眠与 REM 睡眠的循环转换可以看出，睡眠过程并非一入睡就由浅入深并持续到天明，而是深一阵，浅一阵，深浅睡眠不断交替。正常成人整夜睡眠中，NREM 睡眠占 76%，REM 睡眠占 24%。NREM 睡眠中，1 期占 5%，2 期占 49%，3 期占 8%，4 期占 14%。成人的 NREM 睡眠特点见图 1-3。

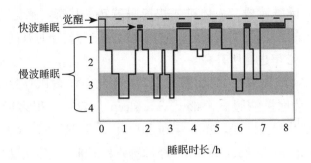

图 1-3　正常成人的睡眠结构图

值得关注的是，睡眠和觉醒之间可进行转换，如 NREM 睡眠和 REM 睡眠可直接转入觉醒状态，但正常成人不能由觉醒状态直接进入 REM 睡眠，必须先转入 NREM 睡眠状态，再进入 REM 睡眠期。

（三）睡眠的发育特征

人类的睡眠与年龄密切相关。胎儿基本处于睡眠状态，从 24～36 周出现明显的觉醒和睡眠状态，24～30 周出现快波睡眠，32～36 周出现慢波睡眠。新生儿平均每天睡 16～18h。随着年龄增长，婴儿睡眠时长逐渐缩短，出生后 16 周时减至 14～16h，至 6～8 月龄时减至 13～14h，至 2 岁时减至 10～12h，短的睡眠逐渐合成为长的睡眠，觉醒行为逐渐集中到白天时间，而睡眠时间则逐渐集中到夜晚（图 1-4）。

婴儿有两种睡眠形式。①活动相睡眠：具有眼动、体动、呼吸不规则和自发性吸吮动作等特征，等同于成人的快波睡眠；②安静相睡眠：无眼动、体动和呼吸规则等特征，等同于成人的慢波睡眠。总睡眠时长随年龄增长逐渐减少，在生命早期的变化尤其明显，与出生后第一年发生的巨大变化相比，2～5 周岁睡眠的变化比较缓慢，夜间睡眠在 11～13h。儿童期（小学期间）大约需要 11h 睡眠，青少年需要 8～10h 睡眠。成人的睡眠时间相对稳定，老年人的睡眠时长再度减少。成人的睡眠时长因人而异，通常为 6～9h，一般认为 7.5h 是合适的。根据脑电图的分析，REM 睡眠在生命早期的时间和比例均高，新生儿的 REM 睡眠约占睡眠总时间的 50%，并且入睡后很快就进入 REM 睡眠时期，其后迅速下降。出生后 6 个月时，REM 睡眠时长百分比下降至 30%；在 2～5 周岁时，REM 睡眠时长占整个睡眠时长的比例为 20%～25%（图 1-4）；

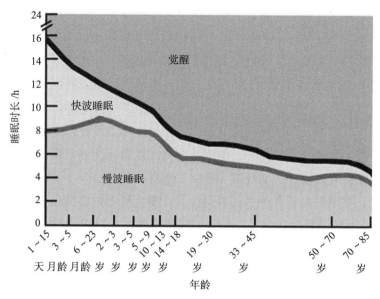

图 1-4　人类睡眠的发育模式

在 5 ～ 10 周岁这一阶段，睡眠模式继续向成人型接近。成人 REM 睡眠时长一夜平均为 100min，约占总睡眠时长的 20%，而老人则不到 20%。在成人中，凡 REM 睡眠时长占比 < 15% 或 > 25% 的被认为不正常。NREM 睡眠的时长随年龄增长减少得不明显，但 NREM 睡眠第 4 期随年龄增长发生显著减少，尤其在老年。α 波活动随年龄增长逐渐增加，δ 波活动随年龄增长而逐渐减少。3 ～ 5 岁儿童的 α 波 < 10min/h，老年人则 > 20min/h；3 ～ 5 岁儿童的 δ 波 > 40 ～ 50min/h，而老年人仅为 10min/h。在哺乳动物中，随着脑发育进程的不同，睡眠的成熟过程也不相同。例如，初生小猫出生第 1 天几乎都是 REM 睡眠，从第 2 天起出现慢波睡眠，1 个月后接近成年猫的睡眠类型；大鼠在出生后 2 周内，几乎全部是 REM 睡眠，1 个月后，REM 睡眠缩短到 10%；初生豚鼠 REM 睡眠时长占比约为 10%，随后很快发展到低于 5%。

（四）睡眠的种系特征

睡眠是动物界共有的生理现象。动物由低级向高级进化的不同时段，睡眠的演化过程与脑的进化程度紧密相连。按照上述睡眠的 3 大特征：周期性、自发性和可逆性。以动物的安静不动和感觉敏感性降低为衡量指标，则从高等脊椎动物才开始出现睡眠行为和脑电变化。在龟、蛇、蜥蜴类等爬行动物身上仅能发现最初的脑电活动迹象。在鱼、两栖和爬行动物，可以观察到觉醒和睡眠的周期转换，但无 REM 睡眠。温血动物鸟类才有明显的 REM 睡眠，占睡眠时长的 3%～5%，但缺乏 NREM 睡眠的分期和纺锤波。哺乳类动物从鼠到象，都有明确的 NREM 睡眠和 REM 睡眠，但各自所占比重随种别而异。鸟类和哺乳动物 REM 睡眠的出现表明脑干的结构和功能进一步复杂化。哺乳动物睡眠还需附加其他标准，如回到觉醒状态的快速可逆性，使睡眠同昏迷和低体温状态（如冬眠）区别开来。另外，脑电波的特征性变化能够准确区分睡眠的相关行为和大脑活动。例如，纺锤波和慢波是哺乳动物 NREM 睡眠的生物标志物。

哺乳动物睡眠时长在种系间差别极大，澳大利亚树熊考拉每天睡眠时长达 22h，而兔子每天只睡几分钟，印度河豚的睡眠时长可以以秒计算。哺乳动物每天睡眠时长与体重和单位体重代谢率密切相关，能量储备低的动物需要更多睡眠（此结论也有很多值得商榷的地方）。哺乳动物睡眠时长还应考虑动物的安全生存环境及生活习性。从动物生存竞争角度来分析，大体可归为两类：一类是被猎食动物，如啮齿类、食草及反刍动物摄食后需要长时间咀嚼，因而睡眠时长缩短，REM 睡眠也短，一般不超出 5%，如母牛为 1.6%，食蚁兽没有 REM 睡眠；另一类是猎食动物，如食肉类动物，它们的进食快，有较多时间的睡眠，REM 睡眠也较长，可达 20% 或更长，如猫、狗等都如此。有研究表明，相较于 NREM 睡眠，REM 睡眠出现较晚，表明动物的睡眠演变也与物种的进化有关，也体现了物种对生存环境的适应。

二、睡眠的生理功能

睡眠是动物界的共有特征，只要是动物都有睡眠现象，但动物为什么要睡眠？虽然有很多相关研究，但至今为止仍是一个未解之谜。大多数观点认为，机体通过睡眠可以保存能量、消除疲劳、恢复体力、促进代谢产物的排出、增强免疫功能、促进生长发育和增强学习记忆。

（一）降低能耗、储存能量、消除疲劳和恢复体力

在睡眠过程中，基础代谢率可以维持在最低水平，耗能最少，此时副交感神经活动占优势，合成代谢活动加强，有利于储存能量。已有研究证实，腺苷三磷酸（adenosine triphosphate，ATP）的增加有赖于睡眠，而 ATP 是能量在体内的最基本形式，可以直接被人体利用。另外，脑糖原是大脑主要的能量储

存形式，脑糖原的水平随着觉醒时间的延长而逐渐下降。

疲劳尤其是过劳对健康的危害极大。疲劳通常与各种劳动如体力、脑力劳动的强度、速度及持续时间有关，速度越快、强度越大、持续时间越长，越容易出现疲劳。疲劳是机体生理功能接近最高限度的信号，必须进行适度休息才能恢复正常的脑力和体力，而最好的休息方式就是睡眠。睡眠时，机体的各项生理功能普遍降低，具体有如下表现：①几乎所有骨骼肌都舒展，肌肉紧张度普遍降低甚至消失，身体不能维持自主姿势；运动神经反射也随肌肉紧张度降低进一步减弱。②心跳每分钟减少 10～30 次，血压降低 10～20mmHg，随着睡眠的加深，血压可进一步降低。③呼吸频率降低，吸气时间明显延长；在浅睡时，呼吸运动呈现节律性，而深度睡眠时，常表现为无规律或呈现周期性变化；肺通气量可比觉醒时减少 25%。④涎液分泌明显减少，胃液分泌轻度增加或无变化，胃排空及消化时间与觉醒时无明显变化。⑤深度睡眠时，基础代谢率可降低 10%～20%；体温略有降低，通常最低值出现在凌晨 2～4 点；脑组织葡萄糖需要量减少，体内糖原含量增加，表明睡眠时人体合成代谢占优势。

人体处在睡眠状态下，合成代谢大于分解代谢，有利于营养供给、弥补损耗、储存能量、消除疲劳。人的大脑皮质细胞具有高度的反应性和复杂的功能活性。大脑重量仅占体重的 2%，却消耗 25% 的基础代谢能量。如果缺乏充足的脑糖原，大脑皮质的神经细胞的功能就会受到抑制，甚至遭受严重损伤。因此，睡眠对于神经系统来说，是一种不可缺少的保护性措施，可以防止疲劳转变成过劳。

（二）促进体内代谢产物排出

2013 年美国罗切斯特大学医学中心的一项研究发现，白天大脑脑力代谢产物不断积聚，睡眠时大脑可以高效地清除代谢产物，从而恢复活力。该项研究表明，堆积在脑组织间隙的大脑代谢产物会在睡眠过程中被清除掉，这可能是睡眠的一个重要作用。神经科学家以往并不关注神经系统的组织间隙，尽管在活的麻醉大脑（大部分生理学研究时的状态）中这些组织间隙能占据将近 20% 的总体积。由于大脑中淋巴系统不够发达，组织间隙便担当了大脑"清道夫"的角色。大脑的代谢产物由流经组织间隙的脑脊液冲刷带走：由血液过滤而来的脑脊液从脑室的脉络丛泵入大脑，并渗入大脑组织间隙中，最终被泵回大脑外周的脑脊膜血管内。美国罗切斯特大学医学中心博士后谢璐璐等人估算出觉醒的小鼠大脑中组织间隙仅占大脑总体积的 14%，而在自然睡眠或麻醉状态下分别增加至 60% 和 23%，增加的脑脊液能显著提高大脑清除代谢产物的能力。同时，研究者发现小鼠在觉醒状态下，脑脊液循环只会局限于大脑表面，但是在自然睡眠或麻醉情况下，却能深入脑组织中，使得觉醒时脑脊液流入组织间隙的量仅为睡眠时的 5%。β- 淀粉样蛋白（amyloid β-protein，Aβ）是大脑代谢的产物，其堆积与阿尔茨海默病的发生、发展密切相关。通过把放射性示踪的 β 淀粉样蛋白或其他惰性示踪剂注射进大脑皮质发现，在睡眠状态下它们从小鼠大脑中清除的速度都是觉醒时的 2 倍。

（三）增强机体的免疫功能

睡眠与免疫系统状态和防御系统强度密切相关。睡眠剥夺可能通过影响自然杀伤细胞、淋巴细胞、细胞因子及免疫球蛋白和补体的产生而影响机体免疫功能，导致免疫功能相关疾病的发生发展。研究发现，睡眠剥夺时机体炎症反应标志物（如 C 反应蛋白、白细胞介素 -6）水平升高。而睡眠剥夺研究发现成熟中性粒细胞水平降低，导致机体免疫功能下降，对细菌病毒等易感性增加。如果长时间剥夺睡眠，2 ~ 3 周后大鼠就会死亡。在这些死亡的大鼠血液中，可检测到更多的致病菌。动物实验还发现，睡眠剥夺的小鼠解除睡眠剥夺后免疫功能下降，表现出大脑神经酰胺化、神经细胞发生凋亡和小胶质细胞活化的迹象。Dumaine 和 Ashley 等研究发现，24h 睡眠碎片化严重可导致外周炎症和应激激素水平增加，并诱导大脑中的抗炎症细胞因子增加。睡眠状态往往影响机体的免疫情况，及时干预睡眠剥夺可减少甚至避免免疫障碍疾病（如感染）的发生。在临床中也常观察到人在发生感染，如患肺炎时往往有思睡的现象。而充足的睡眠有利于提高免疫力，帮助人体恢复。

（四）促进生长发育

医学上已经证实，睡眠是影响人体生长激素分泌的一个非常重要因素，良好的睡眠是保证骨骼、神经系统生长发育的关键。早期的睡眠剥夺可以造成大脑功能的永久性损伤或发育迟滞。REM 睡眠是脑生长发育所必需的。人与动物的比较研究发现，不同动物出生时脑发育程度与所需要的 REM 睡眠时长之间呈反比关系。例如，人、猫和大鼠在出生时脑发育得很不成熟，尚不能自我保护，REM 睡眠时长相对于总睡眠时长的比例很高（50%）；相反，绵羊和豚鼠出生时脑已基本发育完善，出生后便能走动，感觉系统很快便能执行功能，它们的 REM 睡眠时长所占比例相对较低（10% 以下）。在儿童肥胖影响因素方面，除传统的膳食和运动因素外，睡眠与儿童肥胖的关系越来越受关注。沈晓明研究组研究发现，学龄期和青春期儿童中，睡眠与肥胖的相关性呈 U 形趋势。以学龄儿童为例，与平均每天睡眠时长 9～9.9h 相比，随着睡眠时长的缩短或延长，肥胖发生的风险均逐渐升高。该研究还进一步发现，睡眠不足与腹部脂肪的堆积相关，而现有研究证实以腹部脂肪增多为特点的肥胖患者容易出现各种并发症。其他研究也表明，晚睡会增加患肥胖症的风险，4～5 岁儿童晚睡（晚 9 点后）与青少年期肥胖有较高相关性。青少年晚睡（晚 10 点后）、晚起均与体重增加相关。

（五）增强学习记忆

学习是人或动物通过神经系统接收外界环境信息的行为，记忆是获取的信息或经验在大脑内储存和提取或再现的过程。根据大脑特定区域受损的遗忘症患者所表现出的选择性记忆缺失，可将记忆分为陈述性记忆和程序性记忆。陈述性记忆是指对有关事实、事件以及它们之间相互联系的记忆，可以通过语言传授而一次性获得，其提取往往需要意识参与，如在学习各种课本知识和日常生活常识都属于这类记忆。程序性记忆是指如何回忆如何做事情的记忆，包括对知觉技能、认知技能和运动技能的记忆。这类记忆往往需要多次尝试才能逐渐获得，在利用这类记忆时往往不需要意识的参与。人的记忆过程非常复杂，包括获取、巩固、存储和提取 4 个基本环节。每个过程都与大脑的活动密切关联，其中记忆的编码和再现大多发生在觉醒时期，而记忆的巩固则主要受睡眠的影响。研究表明，如果努力学习一段时间后立即进入睡眠状态，对所学的内容的记忆有加强作用，表明睡眠有助于记忆力的巩固。Ullrich Wagner 等首次证明，相比于学习后觉醒组的受试者，学习后睡眠组对于面孔的认知记忆显著增强。Steffen Gais 等排除急性疲劳和昼夜节律的影响，发现睡眠有助于青年陈述性记忆系统的记忆巩固，睡眠的这种增强作用在学习后经过 48h 也相对稳定。在大鼠、果蝇、类人猿、欧洲椋鸟都观察到睡眠有助于空间记忆、听觉或情绪相关记忆以及运动技能记忆。Lisa Genzel 等发现，睡眠对记忆的巩固呈现性别差异：男性在学习训练后小睡，陈述性记忆和程序性记忆水平都显著提高，而女性中只有在黄体期才能观察到相似的现象，推测可能和雌激素水平以及学习后梭形波活动增加有关，也可能和女性月经周期相关。

许多研究提示，睡眠期间的大脑可塑性不是一个单一的过程，不同类型的学习具有特定睡眠相关记忆巩固机制，在不同时间作用于大脑的不同区域。陈述性记忆由于其完整的特性，与慢波睡眠相关系统巩固（system consolidation）密切相关；程序性记忆由于其特异性和分散性，和 REM 睡眠相关的局部大脑环路的突触巩固（synaptic homeostasis）密切相关；而慢波睡眠和 REM 睡眠顺序发生可能会更有效地促进陈述性记忆和程序性记忆的巩固。有研究表明，REM 睡眠可能与新信息的编码有关。对家鸡出生后进行印记实验，刺激形象为母鸡，20min 的视觉刺激可使小鸡在其后 45min 时间内 REM 睡眠显著增加。比较在丰富环境与贫乏环境中饲养的幼年大鼠，前者的 REM 睡眠显著高于后者。由此人们推测，婴幼儿和儿童需要学习很多新的内容，因此他们需要更多的 REM 睡眠；而老年人学习的新内容减少，REM 睡眠也相应减少。还有研究表明，REM 睡眠有助于短时记忆向长时记忆的转化，即记忆的巩固过程。人和动物的实验均证明，REM 睡眠剥夺与电休克一样可以干扰短时记忆的巩固，记忆后良好的睡眠有利于记忆的保持。实验还发现，人在紧张学习过程中 REM 睡眠的潜伏期明显变短，REM 睡眠的比例显著增加。动物在学习后 REM 睡眠也明显增加，而 NREM 睡眠无改变。可见，睡眠与记忆的关系可能是彼此相互作用。

三、小结

睡眠是人体重要的生理活动，根据睡眠时眼球转动情况将睡眠分为 NREM 睡眠和 REM 睡眠。根据睡眠时脑电波的变化又将 NREM 睡眠分为 1～4 期。睡眠的分类和分期为研究睡眠的功能和机制奠定了重要基础。睡眠具有诸多重要生理功能，如降低能耗、储存能量、促进体内代谢产物的排出、增强人的免疫功能、促进生长发育、增强学习记忆以及维持身心健康等。不同种系动物的睡眠时长差别极大。研究发现，睡眠不仅是动物的一种本能性行为，也是动物为适应生存环境、趋利避害、长期进化的一种适应性行为。关于睡眠的调控机制以及功能，还存在诸多争议和未解之谜，需要更多科学家开展相关科学研究去解开这些谜团。

（邹祖全　赵　鑫　陈　奕）

第三节　儿童主要睡眠问题及其流行病学

睡眠在生命早期对机体生长发育和健康有着非常重要的意义，不同年龄阶段的儿童睡眠特点和需求不一样。目前儿童的睡眠问题或睡眠障碍普遍存在并成为一项重要的公共卫生问题，越来越多的临床、公共卫生领域等专业人士开始关注儿童睡眠问题。当前关于睡眠问题或睡眠障碍的分类依据有多种，不同分类系统涵盖睡眠障碍的类别和命名也有所不同，如美国睡眠医学研究会制定的《国际睡眠障碍分类》第 3 版（*International Classification of Sleep Disorders-Third Version*，ICSD-3）将睡眠障碍分为 7 大类，包括失眠、睡眠相关呼吸障碍、嗜睡中枢障碍、生物节律睡醒障碍、异态睡眠、睡眠相关运动障碍以及其他睡眠障碍，几乎涵盖了目前的常见睡眠障碍类型，应用上较为广泛。本节将综述不同年龄阶段儿童主要睡眠问题的流行病学研究结果，以期帮助从事和关注儿童睡眠领域的专业人士更好地了解当前儿童睡眠健康流行现况。

一、学龄前儿童的主要睡眠问题

（一）儿童阻塞性睡眠呼吸暂停

儿童阻塞性睡眠呼吸暂停（obstructive sleep apnea，OSA）是指儿童睡眠过程中频繁发生部分或完全上气道阻塞，干扰正常通气和睡眠结构而引起的一系列病理生理变化。OSA 可发生在儿童的各个时期，包括新生到青少年期，但在学龄前期的儿童最为常见。与成人 OSA 不同，儿童 OSA 与这个年龄阶段儿童扁桃体和 / 或腺样体快速增大有一定关系，此外肥胖、颅面畸形、神经肌肉疾病等因素也可能与儿童 OSA 的发病有关。研究发现，儿童 OSA 可能导致颌面发育异常（腺样体面容）、行为异常、学习障碍、生长发育落后、神经认知损伤、内分泌代谢失调、高血压和肺动脉高压，还可能与成年期心血管等疾病风险增加有关。目前关于儿童 OSA 的诊疗涉及多个学科，且存在标准不一、缺乏规范的问题，儿童 OSA 的流行病学研究还存在一定争议。各类研究采用的评判方法各不相同，大规模人群流行病学调查常采用问卷调查形式，小样本研究有的使用家用小型监护仪，有的采用多导睡眠（polysomnography，PSG）进行评估。即使采用 PSG 进行评估，各项研究所采用的儿童 OSA 诊断参数指标也存在一定差异。现有的研究报道，儿童 OSA 患病率为 1%～6%。

2012 年美国儿科学会（American Academy of Pediatrics，AAP）指南报告儿童 OSA 患病率为 1.2% ~ 5.7%。智利 2020 年一项研究报道，4 ~ 18 岁儿童 OSA 患病率为 2.2%。2010 年我国香港地区报道儿童 OSA 的患病率为 4.8%。2019 年一项研究报道四川宜宾市儿童 OSA 患病率为 4.10%。浙江省一项调查显示，3 ~ 6 岁儿童不愿盖被、磨牙、梦呓、流口水和打鼾的发生率分别为 82.85%、53.35%、53.23%、52.66% 和 43.07%。总体来说，目前关于我国儿童 OSA 的大样本、高质量流行病学研究报道并不多。近年来，随着中国儿童超重肥胖率、睡眠问题率逐年增高，与其密切相关的 OSA 及相关疾病也越来越多地得到认识。

（二）梦魇

梦魇即做噩梦，是学龄前儿童较为常见的睡眠问题。主要表现为快速眼动睡眠期（REM）出现可怕的梦境导致儿童被惊醒。通常梦魇多发生在后半夜，也就是 REM 睡眠出现较多的阶段。慢性梦魇指的是症状持续时间 > 3 个月的梦魇，其发生率在 2 ~ 5 岁为 24%，6 ~ 10 岁为 4%。由于研究方法和对梦魇定义的不同，儿童梦魇报道的发生率差别很大，为 1% ~ 50%。有研究报道，上海地区 3 ~ 6 岁儿童睡眠调查发现梦魇的发生率为 41.18%，成都地区 5 ~ 6 岁儿童梦魇发生率为 10.21%。最近一项关于中国儿童睡眠问题的 meta 分析结果显示，梦魇发生率为 5.1%。梦魇的发生可能与家庭压力或应激因素、焦虑障碍、睡眠不足以及药物等有关。儿童偶尔发生梦魇并不需要特别处理，而经常发作，严重影响睡眠质量的梦魇多需要到医院及时就诊。

（三）异态睡眠

异态睡眠是睡眠中发生异常动作、行为、情绪、事件的一组睡眠障碍。根据发作出现在快速眼动（REM）睡眠期或非快速眼动（NREM）睡眠期可分为不同的类型。异态睡眠在儿童中的发生率远高于成人，通常为良性及自限性，可单独存在或数种合并存在，亦可伴随其他睡眠障碍。异态睡眠的发生与睡眠不足、睡眠片段化以及应激有关，且受一定遗传因素影响。

梦游是儿童期中较常见的一种异态睡眠。梦游症（somnambulism）又称睡行症，多出现于夜间睡眠的前 1/3 时段，最常见于第 1 次或第 2 次慢波睡眠期末，是一种在睡眠中出现的以行走或其他异常行为或活动为特征的睡眠障碍，多发生在儿童能独立行走后的任何时候（6～15 岁）。15%～16% 的 4～10 岁儿童至少有过 1 次睡行症经历，主要表现为睡眠中突然起床，漫无目的地行走，做一些简单刻板的动作或比较复杂的行为，活动可自行停止，回到床上继续睡眠，醒后对这些全无记忆。患儿在发作时易发生磕碰、摔倒或危害他人等意外。

来自挪威的一项研究显示，2～6 岁学龄前儿童梦游的发生率为 14.5%。在上海松江区 8 586 名学龄前儿童中所做调查研究发现的梦游发生率为 4.4%；在浙江省 1 732 名学龄前儿童中所做调查研究发现的梦游发生率为 0.69%；在兰州城关区 1 012 名 5～13 岁儿童中所做调查研究发现的梦游发生率为 1.4%。这种较大的差异推测主要与调查研究方法及诊断标准不同有关；也可能与家庭环境、地区经济文化有关。国内有关学龄前儿童的睡眠流行病学调查都是在幼儿园及学校进行的，而且家长对于提及孩子梦游的情况可能存在一定的顾虑。由于各调查研究的异质性较大，学龄前儿童梦游的众多流行病学特征还需要高质量、大样本、代表性的研究才能证实。

另一种常见的异态睡眠是夜惊。加拿大的一项调查研究显示，2.5 岁儿童夜惊的发生率为 39.8%，浙江省曾报道学龄前儿童夜惊发生率为 22.81%。

除了上述常见的几种睡眠问题外，10%～30% 学龄前儿童存在就寝或夜间需要父母或看护者陪伴相关性失眠，其中罹患慢性疾病或神经发育障碍者失眠症状发生率更高。在我国，很多学龄前儿童都是跟大人合睡，有研究显示比例高达 85% 以上。与单独睡眠的儿童相比，和父母或主要看护人合睡的儿童更容易出现睡眠不足、睡眠障碍、夜醒、磨牙、睡眠焦虑、就寝习惯等问题，可能因为与家长合睡的儿童更容易受大人就寝时间（家长就寝时间晚于儿童）、不良情绪、睡眠习惯（如看电视、看手机、打鼾等）等影响。

二、学龄儿童的主要睡眠问题

（一）睡眠不足

随着年龄的增长，睡眠不足在学龄儿童中越来越常见。世界卫生组织（World Health Organization，WHO）将睡眠问题列为人类健康三大重要因素之一。据报道，全球 5～18 岁儿童青少年 2008 年的平均每晚睡眠时长较 1905 年减少了 1.25h。美国国家睡眠基金会（National Sleep Foundation，NSF）对普通健康人群睡眠时长进行了建议：3～5 岁学龄前儿童为每天 10～13h，6～13

岁学龄儿童为每天 9～11h，14～17 岁青少年为每天 8～10h。美国 68.8% 的儿童青少年睡眠时长低于 NSF 的推荐标准，57.8% 的中学生和 72.2% 的高中生睡眠不足。加拿大约 1/3 的儿童青少年睡眠时长低于公共卫生部门的建议标准。中国睡眠研究会发布的《2019 中国青少年儿童睡眠指数白皮书》显示，根据 6～17 岁青少年儿童大数据调查，每天睡眠不足 8h 者占比达到 62.9%，其中 13～17 岁睡眠不足 8h 者占比达到 81.2%，6～12 岁这一比例为 32.2%。睡眠不足已成为危害我国儿童青少年健康的公共卫生问题之一。《健康中国行动（2019—2030 年）》中倡导小学生、初中生、高中生每天睡眠时长分别不少于 10h、9h、8h。除了生理、疾病因素外，影响学龄儿童睡眠时长的因素还包括年龄、视屏时间、学业负担、社会、家庭经济和文化水平等。

（二）遗尿症

遗尿症是指 5 岁以后的儿童在夜间睡眠时不能控制排尿，或不能从睡眠中醒来自觉排尿。夜间遗尿在儿童中是常见的睡眠问题，发病率为 3%～10%。儿童遗尿症可分为原发性和继发性。原发性遗尿是指在没有泌尿系统和神经系统疾病的情况下，未能建立正常的夜间控制排尿的能力，占遗尿症儿童的 70%～90%，病因包括遗传、发育、膀胱因素、生理和心理因素等。继发性遗尿症是指在出现症状以前的至少 6～12 个月前能够正常控制排尿，随后再发生的遗尿。继发性遗尿症占 10%～30%。一般男童发生率要高于女童，随年龄增大患病率呈下降趋势。遗尿症可同时与某些躯体和精神疾病，如糖尿病、尿路感染等并存，并常与其他类型睡眠障碍并存。美国 2009 年报道的 8～11 岁儿童夜间遗尿症发生率为 4.45%。上海市报道 5～13 岁儿童的夜间遗尿症发病率为 7.77%，哈尔滨市报道 5～17 岁儿童夜间遗尿症发病率为 4.56%，浙江省报道夜间遗尿症总体患病率为 4.83%。儿童遗尿症的常见病因有以下几种：①遗传因素（大多数病因不明，可能与遗传因素有关）；②疾病生理因素，如泌尿生殖系统疾病、神经系统疾病、代谢和内分泌障碍等；③心理因素，如疲劳或兴奋过度、焦虑，精神紧张等；④环境、生活因素，如寒冷、睡前饮水多等。

（三）磨牙症

磨牙症指睡眠时由于咬肌及相关肌肉频繁发作性、节律性收缩，而产生咬牙、牙齿摩擦的刻板性运动，且发出声音。磨牙症在整个人群的发生率为 5%

左右，通常成人的磨牙起源于儿童期。在婴儿萌发乳牙的前门牙时，约50%会出现磨牙情况，但是这一现象并不需要任何干预，大多数会自行消失。一项纳入全球40项研究的meta分析结果显示，儿童磨牙症发生率为13%～49%。美国一项11岁以下儿童睡眠情况调查显示，磨牙症的发生率为14%～20%。我国2019年报道的基于全国范围内21 408名5～12岁儿童大样本横断面研究结果显示，磨牙症的发生率约为23.7%。儿童期的磨牙症通常不需要特别处理，一般均会自行消失，但对于一些较为严重的磨牙症，需要寻找诱发原因，同时请口腔科医师对儿童牙齿采取适当的保护措施。

（四）睡惊症

睡惊症也称夜惊症，是指在深睡眠期间突然发出尖叫或呼喊，伴表情惊恐、自主神经症状和动作行为表现，常见于4～12岁儿童，发病高峰年龄为5～7岁，多在入睡后的0.5～2.0h出现。表现为突然坐起、手腿舞动、尖叫、哭喊、眼睛圆睁、四肢紧张，常有不能理解的自言自语，神情十分紧张、恐惧，意识呈朦胧状态，且伴呼吸急促、心跳加快、面色苍白、出汗、瞳孔扩大、皮肤潮红等自主神经症状，呼之不应，1min或数分钟后患儿常能自行缓解并继续入睡。少数患儿甚至下床无目的地行走。发作时，患儿拒绝任何身体接触，很难被叫醒，即使被叫醒也显得意识不清并有定向力障碍，次日对发作经过不能回忆或仅部分记忆，无完整生动的梦境。我国儿童夜惊症的流行病学资料尚少见报道。国外有研究估计1～12岁儿童中的发生率为1%～6.5%，也有研究报道14%甚至更高的发生率。各研究之间患病率的较大差异可能与研究地区、研究方法、年龄和人群差异有关。

睡惊症的原因主要有：①遗传因素。大约1/2睡惊症患儿有家族史，这种儿童在心理因素和环境因素作用下较易发作。②心理因素。一些心理刺激因素和不良事件，如看到或听到恐怖的事情，受到严厉的批评、恐吓，突然与父母分离、发生意外事故等都可能引发夜惊。夜惊发作的严重程度和频率与儿童的年龄、性格有关，年幼、敏感、胆小的儿童容易发生。

（五）睡眠时相延迟综合征

睡眠时相延迟综合征在青春期常见，但是可以开始于儿童时期，通常表现为睡眠作息时间比常人推迟2h以上，在常规入睡时间无法入睡，早晨无法在上学时间按时起床。患睡眠时相延迟综合征的儿童青少年通常很难将作息时间调整到常规时间段，因此会出现白天嗜睡、情绪问题、行为问题，最终影响学习。国外报道的青少年睡眠时相延迟综合征发生率为 5% ~ 10%。引起这一障碍的原因目前还不是很清楚，一般认为除了与生物钟发育变化、内分泌系统调整有关外，还与学业负担重等社会因素有关。目前国内尚缺乏睡眠时相延迟综合征相关流行病学研究报道。

（六）发作性睡病

发作性睡病是以白天嗜睡、猝倒、入睡前幻觉及睡眠瘫痪为主要特征的睡眠障碍，该病为终身疾病，诊断大多在成人期。但回顾成年患者病程时发现，50% 患者起病在 20 岁以前，1/3 患者在 15 岁前起病，16% 患者甚至在 10 岁前出现症状。据估计，在美国，发作性睡病患者有 20 万人，但是明确诊断的不到 5 万人。另有研究报道，美国的患病率在 0.5% 左右。国内关于发作性睡病的报道以病例报道及遗传学研究为主，有关流行病学的数据尚缺乏。本病的诊断主要依靠整夜多导睡眠记录检查、白天小睡潜伏试验及其他辅助检查（如人类白细胞抗原检测）。

（七）失眠

儿童失眠的症状与成人相似，而且随着年龄增长发病率升高。失眠是儿童和青少年最为常见的睡眠问题，通常与情绪问题以及学业压力负担有一定关系。失眠一般是慢性持续存在，也可以是由于外界应激事件导致的暂时性情况。失眠可以是由于其他睡眠障碍引起的一个症状，如不宁腿综合征等可以引起失眠。近年来，国内对失眠的关注和研究日益增多，但儿童和青少年失眠的流行病、诊断和治疗方面的数据仍然非常有限。与其他睡眠障碍一样，由于诊断评估和界定标准、工具和方法不同，儿童失眠的流行病学研究结果差异较大。

国外研究报道学龄儿童（5 ~ 10 岁）失眠患病率约为 20%。国内有关青少年失眠的调查大多是小范围的研究。例如，2000 年在河南郑州市进行的高中生失眠状况调查研究发现，失眠症状的发生率为 18.06%；2019 年报道的上海市一项针对中学生横断面调查结果显示，失眠症状的发生率为 37.0%。儿童和青少年失眠的纵向随访研究数据非常有限。中国香港对 1 611 例年龄超过 6 岁的儿童进行的一项为期 5 年的前瞻性研究显示，慢性失眠（病程至少 1 年，每周至少 3 次）的患病率为 4.2% ~ 6.6%。

综上所述，儿童睡眠障碍的发生率较高，不同年龄阶段儿童睡眠障碍的特点各不相同。目前关于儿童睡眠流行病学研究的主要研究设计类型包括横断面调查、病例对照研究以及前瞻性研究等。问卷调查评估方法是睡眠问题流行病学研究中最为广泛采用的方法，一般低年龄段儿童由父母帮助完成调查，年龄较大儿童可以自主完成问卷调查。除了问卷调查外，体格检查、睡眠监测等睡眠评估方法也逐渐在儿童流行病学研究中应用起来。由于评估诊断和定义标准、研究方法不同，儿童主要睡眠问题的发生率在不同国家、不同地区和不同研究之间均有较大差异。近年来，随着儿童睡眠医学发展，我国对于一些儿童睡眠障碍的流行病学研究有了较大的进展，但一些针对诊断技术相对要求较高的睡眠障碍的国内研究仍较少。相信随着儿童睡眠医学的发展及相关评估、诊断技术的进步，将对于儿童睡眠问题的研究深度及广度起到巨大的促进作用。

除了上述一些常见睡眠问题外，儿童青少年还存在其他类型的睡眠问题，由于篇幅有限，这里不一一列举，有兴趣的读者可以查阅有关参考文献。

三、儿童睡眠问题的影响因素

儿童睡眠问题的影响因素筛选和确定主要基于人群流行病学研究证据，目前最为常见的是横断面研究与队列研究。研究证实，儿童睡眠问题受多种因素影响，包括生物、社会、文化、心理、家庭和环境等因素交互影响。儿童睡眠问题与其睡眠结构、调控等多种神经生物、生理基础的改变有关，如扁桃体或腺样体肥大是引起儿童睡眠呼吸障碍的常见原因，青春期生物钟逐渐延迟与青少年慢性失眠和睡眠时相延迟障碍发生有关。文化因素在儿童睡眠问题的形成和发展中也发挥着重要作用。据报道，我国儿童睡眠问题较为严重和普遍，这与合睡比例高、独生子女、大家庭、居室嘈杂、学业负担重等文化背景和环境因素有关。另外，社会经济、教育状况也与儿童睡眠问题关系密切。国内外众多研究表明，家庭经济拮据、父母受教育程度低是儿童睡眠问题发生的风险因素。家庭的教养方式过于放任、溺爱，或者父母之间的教养方式矛盾都可能是儿童睡眠问题发生的风险因素。

目前电子产品（如手机、电脑、电视）的广泛使用也对儿童睡眠造成了不良影响，增加了睡眠问题的发生风险。国内外研究发现，儿童睡觉前看电视、玩手机等电子产品会增加发生睡眠问题的风险，卧室内装有或使用电子产品可能会增加多种睡眠问题。家长的行为同样会对儿童睡眠产生影响。据报道，67%左右睡眠状况差和较差的青少年儿童的父母经常在儿童面前玩手机或电脑，而睡眠状况较好儿童的这一比例仅为35%。

儿童睡眠问题还受心理行为因素的影响，如气质、依恋程度、发育水平、情绪以及父母心理健康水平等。一些研究亦指出，家长辅导作业时的情绪、家庭的氛围以及父母对睡眠常识的缺乏也可能对儿童睡眠质量产生一定影响。

总之，儿童睡眠问题的影响因素众多。除了上述因素外，已有大量研究证实的因素还包括遗传、疾病、围产期因素、睡姿、肥胖、睡前饮食习惯、睡前剧烈运动或兴奋，以及父母吸烟、饮酒、职业、疾病等。

（龚清海　许佳颖）

参考文献

[1] ALJASEM AA, ALSAHAFI WM, ALJUBOUR AA, et al. Sleep pattern and dozing chance among university students. J Fam Med Pri Care, 2020, 9(12): 6249-6253.

[2] GEHRMAN PR, KEENAN BT, BYRNE EM. Pack AI: Genetics of sleep disorders. Psy Nor Amer, 2015, 38(4): 667-681.

[3] CONSENSUS CONFERENCE P, WATSON NF, BADR MS, et al. Joint Consensus Statement of the American Academy of Sleep Medicine and Sleep Research Society on the recommended amount of sleep for a healthy adult: methodology and discussion. Sleep, 2015, 38(8): 1161-1183.

[4] LIU Y, WHEATON AG, CHAPMAN DP, et al. Prevalence of healthy sleep duration among adults--United States, 2014. Mmwr-Morbid Mortal W, 2016, 65(6): 137-141.

[5] LI L, WANG YY, WANG SB, et al. Sleep duration and sleep patterns in Chinese university students: a comprehensive meta-analysis. J Clin Sleep Med, 2017, 13(10): 1153-1162.

[6] BENJAFIELD AV, AYAS NT, EASTWOOD PR, et al. Estimation of the global prevalence and burden of obstructive sleep apnoea: a literature-based analysis. Lancet Respir Med, 2019, 7(8): 687-698.

[7] KNUTSON KL, VAN CAUTER E. Associations between sleep loss and increased risk of obesity and diabetes. Ann Ny Acad Sci, 2008, 1129: 287-304.

[8] FARAUT B, BOUDJELTIA KZ, VANHAMME L, et al. Immune, inflammatory and cardiovascular consequences of sleep restriction and recovery. Sleep Med Rev, 2012, 16(2): 137-149.

[9] MOGAVERO MP, DELROSSO LM, FANFULLA F, et al. Sleep disorders and cancer: state of the art and future perspectives. Sleep Med Rev, 2021, 56: 101409.

[10] PARNELL AA, DE NOBREGA AK, LYONS LC. Translating around the clock: multi-level regulation of post-transcriptional processes by the circadian clock. Cell Signal, 2021, 80: 109904.

[11] LAKIN-THOMAS PL. Circadian rhythms: new functions for old clock genes. Trends Genet, 2000, 16(3): 135-142.

[12] CHRISTIANE LEWIEN, JON GENUNEIT, CHRISTOF MEIGEN, et al. Sleep-related difficulties in healthy children and adolescents. BMC Pediatr, 2021, 21(1): 82.

[13] CARTER JC, WREDE JE. Overview of sleep and sleep disorders in infancy and childhood. Pediatr Ann, 2017, 46(4): e133-e138.

[14] GENTRY NW, ASHBROOK LH, FU YH, et al. Human circadian variations. J Clin Invest, 2021, 131(16): e148282.

[15] HUANG W, RAMSEY KM, MARCHEVA B, et al. Circadian rhythms, sleep, and metabolism. J Clin Invest, 2011, 121(6): 2133-2141.

[16] SIEGEL JM. Sleep viewed as a state of adaptive inactivity. Nat Rev Neurosci, 2009, 10(10): 747.

[17] MAGALANG UJ, CHEN NH, CISTULLI PA, et al. Agreement in the scoring of respiratory events and sleep among international sleep centers. Sleep, 2013, 36(4): 591.

[18] OHAYON MM, CARSKADON MA, GUILLEMINAULT C, et al. Meta-analysis of quantitative sleep parameters from childhood to old age in healthy individuals: developing normative sleep values across the human lifespan. Sleep, 2004, 27(7): 1255.

[19] AGNEW HW JR, WEBB WB, WILLIAMS RL. The first night effect: an EEG study of sleep. Psychophysiology, 1966, 2(3): 263.

[20] PROCTOR A, BIANCHI MT. Clinical pharmacology in sleep medicine. ISRN Pharmacol, 2012, 2012: 914168.

[21] ASERINSKY E, KLEITMAN N. Regularly occurring periods of eye motility, and concomitant phenomena, during sleep. Science, 1953, 118(3062): 273.

[22] TONONI G, CIRELLI C. Perchance to prune. During sleep, the brain weakens the connections among nerve cells, apparently conserving energy and, paradoxically, aiding memory. Sci Am, 2013, 309(2): 34.

[23] WEITZENBLUM E, CHAOUAT A. Sleep and chronic obstructive pulmonary disease. Sleep Med Rev, 2004, 8(4): 281.

[24] HOWELL MJ. Parasomnias:an updated review . Neurotherapeutics,2012,9:753.

[25] ESPAÑA RA, SCAMMELL TE. Sleep neurobiology from a clinical perspective. Sleep, 2011, 34(7): 845.

[26] ANDERSON KN, BRADLEY AJ. Sleep disturbance in mental health problems and neurodegenerative disease. Nat Sci Sleep, 2013, 5: 61.

[27] PORKKA-HEISKANEN T, ZITTING KM, WIGREN HK. Sleep, its regulation and possible mechanisms of sleep disturbances. Acta Physiol (Oxf), 2013, 208(4): 311.

[28] XIE L, KANG H, XU Q, et al. Sleep drives metabolite clearance from the adult brain. Science, 2013, 342(6156): 373.

[29] YANG G, LAI CS, CICHON J, et al. Sleep promotes branch-specific formation of dendritic spines after learning. Science, 2014, 344(6188): 1173.

[30] SIEGEL JM. Clues to the functions of mammalian sleep. Nature, 2005, 437(7063): 1264.

[31] TONONI G, CIRELLI C. Sleep and the price of plasticity: from synaptic and cellular homeostasis to memory consolidation and integration. Neuron, 2014, 81: 12.

[32] BESEDOVSKY L, LANGE T, HAACK M. The sleep-immune crosstalk in health and disease. Physiol Rev, 2019, 99 (3) : 1325-1380.

[33] 江帆 . 儿童睡眠障碍的流行病学 . 实用儿科临床杂志，2007，22（12）：883-885.

[34] 倪鑫 . 中国儿童阻塞性睡眠呼吸暂停诊断与治疗指南（2020）. 中华耳鼻咽喉头颈外科杂志，2020，8：729-747.

[35] GALLUCCI M, GESSAROLI M, BRONZETTI G, et al. Cardiovascular issues in obstructive sleep apnoea in children: a brief review. Paediatr Respir Rev, 2021, 38: 45-50.

[36] 杨青，彭咏梅，朱庆庆，等 . 上海市松江区学龄前儿童睡眠状况和睡眠问题横断面调查 . 中国循证儿科杂志，2019，14（6）：443-447.

[37] STEINSBEKK S, BERG-NIELSEN TS, WICHSTRØM L. Sleep disorders in preschoolers: prevalence and comorbidity with psychiatric symptoms. J Dev Behav Pediatr, 2013, 34(9): 633-641.

[38] 陈洋洋，周楠 . 中国学龄前儿童睡眠问题研究进展 . 中国学校卫生，2020，41（9）:1433-1477.

[39] 林任，徐丽娟，唐世琪 . 儿童青少年肥胖与睡眠不足关系的研究进展 . 中华健康管理学杂志，2021，15（03）：305-307.

[40] 范典标，孙节，吴跃进，等 . 上海市金山区 5～13 岁儿童遗尿症流行病学调查 . 公共

卫生与预防医学，2020，31（1）：113-117.

[41] BULANDA S, ILCZUK-RYPUŁA D, NITECKA-BUCHTA A, et al. Sleep bruxism in children: etiology, diagnosis, and treatment-a literature review. Int J Environ Res Public Health, 2021,18(18): 9544.

[42] 张安易，李生慧，马骏 . 基于全国范围的学龄期儿童夜磨牙症与身高关系的探究 . 中国儿童保健杂志，2019（8）：873-876.

[43] LEUNG AKC, LEUNG AAM, WONG AHC, et al. Sleep terrors: an updated review. Curr Pediatr Rev, 2020, 16(3): 176-182.

[44] 王广海，江帆 . 青少年睡眠健康及常见睡眠障碍 . 中华儿科杂志，2019，57（9）:733-736.

[45] 傅燕虹，秦岭，石娟，等 . 儿童和青少年失眠诊治现状及研究进展 . 中华实用儿科临床杂志，2017，32（8）：637-640.

[46] 王广海 . 我国学龄前儿童睡眠问题：特点 , 影响因素及行为干预 . 华东师范大学，2015.

第二章

睡眠与儿童健康的关系

第一节　睡眠与儿童生长发育

睡眠在儿童生长发育过程中发挥着重要的作用，而我国儿童的睡眠状况却不容乐观（参见第一章相关内容）。睡眠对儿童健康的影响广泛而深刻，本节着重围绕睡眠与儿童生长发育中的体格生长和认知-神经发育的关系进行介绍。

一、生长发育概述

（一）生长发育的概念

人的生长发育是指从受精卵到成人的成熟过程，既包括身体各器官、系统的长大和形态变化——量的改变，也包括细胞、组织和器官的分化完善与功能上的成熟——质的改变，两者密不可分。它既表现为体格发育、性发育和智力发育，又表现为语言、思维和社交等多方面能力的发育。

（二）生长发育的影响因素

影响儿童生长发育的主要因素包括内在的遗传因素和外在的环境因素。

1. **遗传因素**　包括家族性因素（如父母的身材高矮和形态等）、种族性因素（如体形、体格、月经初潮年龄等）。

2. **环境因素**　包括营养（如饮食结构、食物偏好等）、精神（如亲子抚触、家庭支持等）、睡眠（如睡眠时长、睡眠质量等）、锻炼（如户外活动等）、疾病（如消化系统慢性疾病等）、环境污染（如生活环境空气污染）和地理气候等。

遗传因素决定生长发育的潜力，而环境因素在不同程度上影响着潜力的发挥。通俗地说，儿童生长发育的过程受遗传调控，养成平衡膳食、充足睡眠、经常锻炼、规律生活、愉悦情绪等良好的生活习惯和健康的生活方式能促进营养物质的消化吸收，防止疾病，从而有利于儿童健康成长。

（三）生长发育的主要指标

生长发育是一个复杂的生物学现象，其指标反映了生长发育的典型现象和特征，主要包括三方面：

1. **体格发育** 指身体外部形态的发育，可用人体测量学方法测量，包括身高、坐高、胸围、腰围、体重等。

2. **体能发育** 是健康概念的重要延伸，包括心率、脉搏、血压、肺活量、俯卧撑、长跑、平衡能力等。

3. **心理行为发育** 包括认知能力指标（如时间空间等感知能力、记忆能力、注意能力、思维能力、执行能力等）、情绪状态指标（如焦虑、恐惧等）、个性发育指标（如性格、兴趣等）和社会适应能力指标等。

（四）生长发育的规律

生长发育是一个连续、不平稳、不均匀的生物学过程。不同年龄有着不同的生长速率，一般认为在儿童生长发育的过程中主要有两个体格生长高峰期——婴幼儿期（0～3岁）和青春期（一般为10～20岁）；智能从幼儿期（1～3岁）开始迅速发育，一直持续到儿童期（一般为3～10岁）；生殖系统发育则从青春期开始加速，至成人逐渐成熟。

在不利的遗传因素和/或环境因素的影响下，儿童可出现不同表现的生长发育障碍性疾病。同时，儿童生长发育在每个阶段都具有可塑性，年龄越小、环境支持因素越丰富以及干预处在敏感期，发育可塑性就越大。

二、儿童睡眠与生长发育关系流行病学

（一）睡眠与体格生长

睡眠在儿童体格发育成长中发挥着重要的作用。体重和身高是评估体格发育最重要的两个指标。多数研究认为充足优质的睡眠有助于身高发育，长期睡

眠不足则可能会影响身高增长。新加坡一项队列研究发现，3 月龄时的睡眠时长 ≤ 12h/d 与 24 月龄时的身长发育缓慢之间存在正相关。一些在我国儿童中开展的研究也支持上述结果。需注意的是，身高增长是遗传和环境因素交互作用的结果。根据现有文献资料，生长迟缓的原因可归纳为社会层面、家庭层面和个体层面三大类因素，而睡眠因素是其中一个重要风险因子。

除以上睡眠时长和睡眠质量对儿童体格生长影响的研究之外，儿童睡眠障碍对儿童体格生长的影响已引起广泛关注。儿童睡眠障碍与不同年龄和生长发育阶段有着密切联系，在临床儿科中关注最多的是睡眠呼吸疾病。国内外多项研究表明，睡眠呼吸疾病可影响正常的儿童生长发育过程，引起生长发育迟缓，而采用手术等治疗方式改善睡眠呼吸状况后，生长发育或可改善。如国内有研究对 3 ～ 10 岁阻塞性睡眠呼吸暂停低通气综合征患儿实施相关手术治疗，患儿术前身高低于对照组，术后 3 个月较术前升高，但仍低于对照组，术后 6 个月及术后 1 年与对照组的差异均无统计学意义。

（二）睡眠与认知——神经发育

良好的睡眠是儿童认知和学习能力发展的基本保障，睡眠影响脑神经的发育成熟，对认知、记忆、行为能力均有深远影响。国外关于睡眠与大脑认知功能的研究始于 20 世纪 60 年代。

1. **睡眠障碍与认知 - 神经发育**　多项研究表明睡眠呼吸障碍患儿存在多种认知功能方面的缺陷，比成人更易引起认知行为功能障碍。一项以社区为基础的大规模人群研究显示，仅仅是轻度阻塞性睡眠呼吸暂停低通气综合征就会影响神经认知功能，而中重度阻塞性睡眠呼吸暂停低通气综合征对患儿神经认知功能的影响更明显。睡眠障碍对认知的影响，在入学后则表现为儿童学业成绩的差异，而学龄前期的睡眠障碍可能会与学龄期学习成绩不良有关。还有研究发现，存在慢性失眠症的 24 ～ 71 月龄患儿整体的工作记忆、组织计划、执行、自我控制等能力低于正常儿童。

2. **睡眠时长和睡眠质量与认知 - 神经发育**　学业成绩好坏是在校儿童和青少年认知 - 神经发育的表现之一，充足的睡眠时长和良好的睡眠质量有利于儿童认知发育。上海交通大学课题组对小学五年级学生调查发现，睡眠时长 < 9h 的儿童的学业成绩较睡眠时长 9 ～ 10h 和 > 10h 的儿童要差，睡眠质量差的儿童的学业成绩较睡眠质量好的儿童要差，提示睡眠时长和睡眠质量对语言、创造力和抽象思维能力有显著影响。此外，该课题组于 2005—2009 年对上海市 818 名小学生追踪研究了睡眠对学业表现的影响，结果显示一年级时主观嗜睡维度得分与五年级时的学业成绩呈负相关。国外一项学龄前儿童的队列研究也有类似发现。

3. 睡眠节律与认知 - 神经发育　保持规律性早睡 - 早起习惯的儿童的学业成绩更为优秀，而晚睡的儿童则认知发育不良，且年龄越小表现越显著。国外有研究对 119 名儿童在 2.5 周岁、3 周岁、3.5 周岁和 4.5 周岁时进行睡眠监测，同时结合生长曲线，发现在 2.5 周岁前睡眠变化性大的儿童在学龄前（4.5 周岁）存在较大的教师报告的内化问题，2.5 周岁前睡眠时间晚的儿童在 4.5 周岁时认知和学术技能较差。有研究发现婴儿 2 岁时的晚睡（23 点以后）能预测 8 岁时的注意力困难。多项研究显示，7～15 岁儿童晚睡与学业成绩差有相关性，17～19 岁青少年的就寝时间（20～22 点）和睡眠时长（6～8h）对学业成绩有正向影响，而晚睡（24 点以后）对成绩有负向影响。此外，有研究发现上学日与周末睡眠模式的差异也与学业表现相关，两者间差异越明显，学业成绩越差。

三、关系机制

（一）睡眠周期与生长发育

多数研究认为，睡眠影响儿童青少年生长发育的机制可能与睡眠周期中的非快速眼动睡眠（NREM）有关。在非快速眼动睡眠期间，尤其是慢波睡眠期间，脑垂体的各种促激素特别是生长激素（growth hormone，GH）分泌增多，生长激素主要促进核酸和蛋白质合成，参与糖、脂代谢，增加细胞的体积和数量，促进骨和软骨生长，有利于机体生长、消除疲劳、恢复体力。自发的觉醒和打断睡眠会抑制生长激素的分泌。睡眠时长短会导致慢波睡眠（深度睡眠）时间减少，交感神经系统活性增加，下丘脑 - 垂体 - 肾上腺轴激活引发激素调节和炎症反应失衡，从而导致了一系列代谢功能紊乱。睡眠呼吸障碍患儿生长发育不同程度落后于同龄儿，其中很可能与患儿睡眠中憋气、惊醒、难进入深睡眠状态有关。若患儿长期患有睡眠障碍，致使其生长激素分泌不足，可导致生长受限、发育迟缓。

而睡眠周期中的快速眼动睡眠（REM）与神经元的发育高度相关。若早期剥夺快速眼动睡眠可造成大脑功能的永久性损伤或发育障碍。

有研究提示，婴儿早期 REM-NREM 睡眠结构异常可能是神经系统发育落后的早期表现。另有研究从反面支持了这一观点，足月前觉醒或哭闹多而 REM 睡眠较少的早产儿，其 6 个月时的智力发展指数较低。睡眠周期与儿童生长发育之间的关系有待于进一步深入研究加以揭示。目前证据表明，在睡眠周期中，无论是 NREM 还是 REM，均与儿童生长发育密切相关。

（二）睡眠与大脑结构和功能

充足睡眠可以激活大脑皮质发育，脑功能逐步完善，增加大脑神经网络功能，促进大脑皮质接受感觉刺激，进行信息整合。睡眠对脑功能的影响表现在两个方面：

1. **海马网络功能**　睡眠纺锤波和慢波振荡已被认为主要是影响记忆在海马网络的处理过程。睡眠时长减少可能通过减弱细胞内的环磷酸腺苷（cyclic adenosine monophosphate，cAMP）- 蛋白激酶 A（protein kinase A，PKA）信号转导而损害海马神经元的可塑性和记忆过程。这可能导致 cAMP 应答元件结合蛋白（cAMP-response element binding protein，CREB）介导的基因转录、神经营养信号和谷氨酸受体表达的改变。持续睡眠不足会导致海马细胞增殖和神经发生减少，最终可能导致海马体积减小。

2. **前额叶皮质功能**　晚上睡眠时长短会影响前额叶皮质的功能。儿童阻塞性睡眠呼吸暂停综合征患儿表现出额叶、顶叶、颞叶和枕叶皮质变薄的迹象，严重阻塞性睡眠呼吸暂停低通气综合征患儿前额叶和颞区灰质减少，灰质体积与全脑的比值下降，注意力和视觉精细运动协调评分减少。国外有横断面研究对 14 岁青少年进行了睡眠习惯与脑灰质体积关系的研究，发现周末就寝越晚、工作日卧床越短，额叶、前扣带回和楔前皮质区的脑灰质体积越小，成绩越差，其确切关系还需进一步研究。

从另一个角度来说，在细胞和系统水平上，清醒时的多种因素促使突触强度增加，从而降低神经元反应的选择性和学习能力。睡眠通过降低突触强度，减轻神经元和其他细胞的可塑性负担，同时恢复神经元的选择性和学习能力，促进了记忆的巩固和整合。

（三）其他影响认知功能的机制

除了上述有关可能机制外，睡眠呼吸障碍疾病影响认知功能的机制还有：

1. 炎症反应和氧化应激　慢性间歇性缺氧会产生大量自由基，炎症因子如白细胞介素、C 反应蛋白等也明显升高，通过神经炎症引起神经损伤。低氧条件下，海马中 Toll 样受体表达增加，刺激神经胶质细胞分泌炎症因子，诱导神经元凋亡。动物实验发现慢性间歇性缺氧可引起大鼠脑内星形胶质细胞过度激活，释放大量酸性蛋白，促进胶质瘢痕形成及脱髓鞘的产生，破坏神经元细胞的完整性、抑制轴突再生、释放细胞因子加剧神经炎性反应。

2. 血管功能和内皮功能紊乱　包括血 - 脑脊液屏障通透性增高和神经炎症，进而影响大脑认知功能。

3. 神经递质调节紊乱　有研究认为阻塞性睡眠呼吸暂停低通气综合征患儿由于长期的间断性夜间低氧，引起 GH-IGF-1 轴活动异常，通过某种神经内分泌调节机制，导致生长发育迟缓。国内多项研究发现，行扁桃体 / 腺样体切除术，缺氧改善，术后 GH、IGF-1 水平明显升高，患儿的生长发育也随之改善。

四、小结

生长发育是一个连续的生物学过程，包括体格生长、性发育、智能发育，以及语言、思维和社交等能力的发育。睡眠在儿童生长发育过程中发挥着举足轻重的作用。儿童持续睡眠不足、睡眠质量差、白天嗜睡、晚睡、昼夜节律紊乱等不良睡眠习惯均会影响神经认知功能，慢性睡眠不足可能对儿童学记忆功能的损伤具有隐匿性和不可逆性。睡眠可以作为儿童青少年重要的生长发育监测指标之一。

（应焱燕　李思萱）

第二节　睡眠与儿童心理、行为

一、现况

睡眠在儿童青少年脑发育与精神心理健康中发挥着重要作用，但令人担忧的是，儿童青少年睡眠问题非常普遍。儿童青少年身心发展处于快速变化阶段，包括认知能力、情绪调控能力、社会交往能力，以及潜在的大脑结构和功能，都经历了显著的发育变化。而这些发育、发展都离不开健康的睡眠，睡眠不足和睡眠紊乱会干扰大脑正常的发育过程和功能的发挥，进而对儿童青少年的身心健康和认知学习能力造成损害。本章节着重介绍睡眠对儿童青少年情绪、心理以及行为等功能方面的影响。

二、临床与流行病学

（一）临床定义

儿童青少年的心理、行为问题在诊断系统中包括在儿童期起病的神经发育障碍，以及在成人中也可以起病，但比较早发的精神心理问题（例如焦虑障碍、抑郁障碍等）。

神经发育障碍包括注意缺陷多动障碍、孤独症谱系障碍、智力发育障碍、学习技能障碍等，是没有脑器质性疾病证据的前提下，在认知、情感、注意力、智力或学校相关技能等方面发育落后的一组疾病。注意缺陷多动障碍主要表现为注意力不集中，多动冲动两大核心症状，在学龄期儿童中患病率达 5% 以上。孤独症谱系障碍是一种以社交障碍、重复刻板行为，以及局限狭窄的兴趣为核心特征的神经发育障碍。美国报道患病率为 2.3%，由于缺乏早期识别和诊断，我国 2013 年报道患病率为 0.7%。智力发育障碍是在神经系统成熟之前（18 岁），出现智力发育落后，即智商（intelligence quotient，IQ）低于 70，以显著的社会适应不良为主要特征，估计患病率在 1% 左右。学校技能障碍是患儿没有智力低下的情况下，表现为阅读、计算、运动等学校相关技能显著低于同年级水平（2 个标准差以上），估计患病率在 5% 左右。

焦虑障碍、抑郁障碍、强迫障碍及精神分裂症等疾病在儿童期的诊断标准与成人相同（详情可参考有关诊断标准和临床指南）。焦虑障碍表现为紧张、害怕情绪，出汗、手抖等自主神经功能紊乱及运动性不安，有明确恐惧对象的焦虑常常伴有回避行为，如回避上学、社交。抑郁障碍在儿童青少年中患病率有逐步上升趋势，18 岁以下人群重型抑郁的患病率已达 3% 以上，主要表现为情绪低落、兴趣减退、精力缺乏等核心症状，以及伴随失眠、自我评价下降、注意力不集中、消极观念及行为等生理心理症状。强迫症主要表现为强迫观念，例如对安全、清洁等观念的重复思考，以及强迫行为，例如重复检查、清洗等行为。儿童期精神分裂症比较少见，主要表现为幻觉、妄想、思维联想散漫、情感不协调及行为紊乱。

（二）睡眠与儿童心理、行为关系流行病学

1. 睡眠与儿童心理、神经等疾病关系流行病学　睡眠与神经发育性障碍及儿童青少年期焦虑、抑郁障碍等心理疾病的关系密切。在神经发育障碍中，睡眠障碍往往与疾病的严重程度相关。在注意力缺陷多动障碍的患者中，睡眠障碍比例为 21.3%～44.8%，睡眠问题和睡眠障碍不仅可能加重注意缺陷多动障碍患儿的日间症状，还可能复杂化相关行为功能。本书编著者在对宁波市中学生人群的调查中发现，睡眠障碍的学生比睡眠正常的学生报告更多的注意缺陷多动障碍（atention deficit and hyperactive disorder，ADHD）症状，并且睡眠障碍的严重程度与注意缺陷多动障碍症状评分呈正相关。在注意缺陷多动障碍患儿的睡眠监测中，可见睡眠潜伏期延长、REM 睡眠减少、夜间活动增加等特征性变化。研究显示，REM 睡眠时长与注意力缺陷呈正相关。在孤独症谱系障碍儿童中，睡眠障碍的发生率为 44%～86%，远高于正常儿童，以睡眠不足或不规律、就寝抗拒，以及睡眠焦虑最为突出，与孤独症的刻板行为关系密切。

在焦虑、抑郁障碍等心理疾病中，睡眠障碍常常是主诉症状及主要的临床特征。75% 的焦虑障碍患者伴有入睡困难、噩梦等睡眠问题。而在青少年抑郁中，失眠、早醒、嗜睡及昼夜睡眠节律紊乱等睡眠问题可达 90% 以上。

2. 睡眠与儿童情绪、行为关系流行病学　持续睡眠不足增加儿童注意缺陷多动障碍、情绪调节障碍的患病风险。同时，有研究发现长期睡眠障碍对运动状态、运动成绩产生明显的负面影响。英国一项调查包括 108 名 3～5 岁学龄前儿童，发现与对照组相比，有持续睡眠不足的儿童 3 年后注意缺陷多动障碍症状、抑郁和焦虑症状增加。挪威医院的一项研究调查了 3 万多名儿童，结果发现，每晚睡眠时长 ≤ 10h 和每晚夜间觉醒 ≥ 3 次的 18 月龄儿童，5 年后情绪和行为问题的发生率显著升高。另一项学龄期儿童睡眠状况和焦虑情绪相关研究发现，睡眠状况与儿童分离焦虑、社交焦虑、学校恐惧及广泛性焦虑情绪都存在相关关系。对睡眠的干预，有助于改善儿童情绪状态。一项病例对照研究表明，通过对有不良心理行为问题儿童睡眠行为的治疗，如延长睡眠时长可以提高儿童社会心理生活质量，改善其日常行为功能。总体上认为持续睡眠不足对儿童日常情绪的干扰是累积性的，受个体差异的影响，累积到一定程度

才会发展成情感和行为上的困难，但从另一方面来看，睡眠时长过长也对儿童无益。研究发现，儿童睡眠时长和良好的情绪呈 U 型相关，在对应年龄推荐的睡眠时长范围内，儿童的幸福感能达到最佳状态。过短和过长的睡眠时长都会引起儿童不良的情绪反应。

除了睡眠时长，异态睡眠等睡眠行为问题也可能影响儿童的情绪、行为。国内一项研究发现，睡眠影响学龄前儿童情绪、行为问题出现，并有性别差异：异态睡眠和睡眠不安增加女童情绪行为问题的风险，睡眠充足会降低此风险，而男童情绪、行为异常的风险与异态睡眠有关，单独分床的睡眠降低该风险。

除了情绪的稳定性，行为的冲动性也与睡眠有着密切的关系。冲动性会引发儿童青少年的自伤及自杀行为问题、成瘾问题及违法犯罪问题，例如游戏成瘾、网络成瘾等，甚至盗窃、斗殴，以及故意伤害等行为。有研究发现，中学生睡眠不足，尤其是睡眠时长少于 7h 与风险性行为的增加密切相关。本书编者在人群流行病学研究中发现，睡眠不足与儿童青少年不良饮食习惯（如不吃早餐、饮酒、常吃甜食和西式快餐、少吃蔬菜水果、少喝牛奶等）、缺乏体力活动以及吸烟等不良行为显著相关。

三、关系机制

（一）睡眠对大脑结构与功能的影响

在大脑的结构和功能方面，早期发育阶段的睡眠不足可能影响皮质的发育。一项研究发现，从 2 岁开始有睡眠障碍的儿童相比于正常儿童，在 7 岁时的脑灰质体积更小，在背外侧前额叶区域的皮质较薄，揭示了睡眠障碍对大脑发育的影响。对严重阻塞性睡眠呼吸暂停低通气综合征患儿的研究发现，前额叶和颞区灰质减少，灰质体积与全脑的比值下降。脑科学的实验研究揭示，儿童青少年睡眠不足会影响到边缘系统和默认网络系统的功能连接，包括后扣带皮质和背外侧前额叶皮质，而这些脑区及功能连接正是与冲动、冒险行为紧密相关的。

采用功能磁共振成像技术发现，儿童青少年慢性睡眠剥夺后，前额叶、顶叶皮质等与执行功能、言语工作记忆相关区域激活程度下降。这些区域的激活下降，会导致注意力的不集中，短时间内储存和处理听觉、言语刺激的能力下降，忘记重要的上课内容，影响学习成绩。另一方面，睡眠不足和睡眠剥夺会增加杏仁核在呈现负性刺激时的激活程度，而对情绪的调节，依赖于皮质对皮质下传入的负性情绪和冲动相关信号的抑制功能。当睡眠不足时，前额叶抑制功能不足，扰乱了杏仁核 - 前额叶皮质之间的神经通路，从而影响情绪的反应性和调节过程。

（二）睡眠对神经细胞和系统水平的影响

睡眠有助于促进神经细胞的可塑性及记忆的巩固。过度觉醒时需要突触连接强度的增加和神经胶质细胞应激，突触强度的增加降低了神经元反应的选择性和学习的能力。而睡眠可通过降低突触强度，减轻神经元和其他细胞的可塑性负担，恢复神经元的选择性和学习能力，促进了记忆的巩固和整合。特别是与学习认知功能最相关的海马神经元，在睡眠时长减少时，cAMP-PKA 信号转导减弱，影响神经营养信号和谷氨酸受体表达的改变，从而损害海马神经元的可塑性和功能，导致认知障碍和精神疾病的发生。

有研究认为，儿童睡眠问题对情绪行为问题的影响，可能受父母的养育方式的影响，由于父母强迫儿童睡眠的方式过于严厉，会对儿童造成心理压力，促进下丘脑分泌促肾上腺皮质激素释放因子，这种激素启动了垂体和肾上腺分泌应激激素，使人处于警觉状态，导致睡眠的生理心理功能紊乱，出现各种妨碍睡眠的情况。

（三）神经递质假说

多巴胺、去甲肾上腺素、5- 羟色胺等 3 种神经递质的功能不足与儿童情绪和行为问题有关，而这 3 种神经递质在儿童睡眠 - 觉醒节律的调节中也发挥着重大的作用。因此，儿童心理行为的神经机制与睡眠调节机制有着共同的神经生化基础。

四、小结

儿童青少年处于发育早期阶段，神经系统的发展与成熟是儿童青少年具有良好心智、情绪和社会发展的生物学基础。本章节主要讨论了睡眠对海马、前额叶皮质等关键部位的结构和功能的影响，回顾了相关研究，说明睡眠与儿童青少年记忆、注意、执行功能及情绪行为之间的关系。国内儿童青少年睡眠不足等睡眠问题已日益凸显，为了儿童青少年身心的健康发展，保持健康阳光的心态，塑造积极的人格，有必要针对影响儿童青少年健康睡眠的危害因素提出干预措施，加强儿童青少年的睡眠健康管理。

（张文武　边国林）

第三节　睡眠与儿童肥胖、糖尿病

随着我国经济、社会的发展及环境、人们生活方式的改变，肥胖、糖尿病等代谢性疾病发病率逐渐攀升，发病年龄呈年轻化趋势。与此同时，由于学习、升学压力的增加，儿童睡眠不足、睡眠质量低、失眠等睡眠问题日益凸显。大型人群调查研究显示，我国 8 省份 6～12 岁儿童上学日平均每天的睡眠时长为 9.11h。睡眠严重不足、睡眠不足和睡眠适中的比例分别为 32.82%、39.70% 和 27.48%，随着年龄的增长，儿童睡眠时长缩短，睡眠严重不足的比例增加。越来越多的研究证实，睡眠时长、质量及其他睡眠障碍均能影响糖、脂代谢紊乱的发生及发展。本节将主要介绍睡眠与儿童肥胖、糖尿病的关系。

一、睡眠与儿童肥胖

（一）临床诊断与定义

肥胖（obesity）是指在遗传、环境因素交互作用下，因能量摄入过量，导致体内脂肪积聚过多，从而危害健康的慢性代谢性疾病。1997 年，世界卫生组织（WHO）将肥胖定义为一种因脂肪堆积而造成的身体不适的疾病。按照病因儿童肥胖可分为原发性肥胖和继发性肥胖。原发性肥胖又称单纯性肥胖，其发生与遗传、饮食、身体活动、睡眠、生活方式等有关，儿童肥胖大多属于此类；继发性肥胖是由于其他原发性疾病引起的，儿童肥胖少数属于此类。肥胖如按照全身脂肪组织分布部位可分为腹型肥胖（abdominal obesity）和周围型肥胖（peripheral obesity）。

儿童肥胖的诊断或筛查方法有目测法、身高标准体重法、体质量指数法和腹部脂肪测量法。国际上主要使用美国疾病预防控制中心（Centers for Disease Control and Prevention，CDC）、国家卫生统计中心（National Center for Health

Statistics，NCHS）和国际肥胖工作组（International Obesity Task Force，IOTF）依据体重指数（body mass index，BMI）确定的筛查标准来诊断或筛查儿童超重及肥胖。我国有"儿童青少年超重肥胖筛查 BMI 分类标准和肥胖类型分类标准"。针对 7～18 岁儿童少年制定了分性别、年龄超重肥胖 BMI 筛查界值，2010 年中国肥胖问题工作组建立了腰围界值标准，用于区分腹型肥胖和周围型肥胖（表 2-1）。实际应用中，应先按 BMI 标准筛查肥胖儿童，再区分腹型肥胖和周围型肥胖。

表 2-1　中国学龄儿童青少年 BMI 超重 / 肥胖筛查标准和腰围界值点

年龄 / 岁	BMI 筛查标准 /(kg·m^{-2})				腰围界值点 /cm	
	超重		肥胖			
	男童	女童	男童	女童	男童	女童
7 ~	17.4	17.2	19.2	18.9	67.8	63.7
8 ~	18.1	18.1	20.3	19.9	71.6	66.3
9 ~	18.9	19.0	21.4	21.0	75.5	69.2
10 ~	19.6	20.0	22.5	22.1	79.1	72.2
11 ~	20.3	21.1	23.6	23.3	81.7	74.8
12 ~	21.0	21.9	24.7	24.5	83.4	76.8
13 ~	21.9	22.6	25.7	25.6	84.4	78.0
14 ~	22.6	23.0	26.4	26.3	85.0	78.7
15 ~	23.1	23.4	26.9	26.9	85.6	79.1
16 ~	23.5	23.7	27.4	27.4	86.2	79.3
17 ~	23.8	23.8	27.8	27.7	86.8	79.4
18 ~	24.0	24.0	28.0	28.0	87.7	79.5

参考文献：中国肥胖问题工作组，2004；Ma GS 等，2010。

（二）流行病学

1. 儿童肥胖流行病学　全球儿童青少年超重和肥胖患病率逐年上升。据世界卫生组织（WHO）报道，5～19 岁儿童青少年超重或肥胖患病率由 1975 年的仅 4% 上升到 2016 年的 18%，2016 年 5～19 岁儿童青少年超重肥胖人数超过 3.4 亿。美国 2016—2017 年全国儿童健康调查数据显示，在约 3 060 万儿童中，有 950 万儿童超重或肥胖。有研究报道，2013 年发达国家 2～19 岁男生、女生的超重肥胖率分别为 23.8%、22.6%，发展中国家 2～19 岁男生、女生的超重肥胖率分别为 12.9%、13.4%。2014 年我国男生超重肥胖率为 24.2%，接近发达国家；女生超重肥胖率为 14.6% 已超过发展中国家平均水平，略低于发达国家水平。

国家卫生健康委发布的《中国居民营养与慢性病状况报告（2020 年）》数据显示，我国 6～17 岁、6 岁以下儿童青少年超重肥胖率分别为 19%、10.4%；7 岁以上学龄儿童超重率和肥胖率分别由 1985 年的 2.1% 和 0.5% 增至 2014 年的 12.2% 和 7.3%，若不采取有效干预措施，到 2030 年，0～7 岁儿童肥胖检出率将达到 6%，肥胖儿童数将增至 664 万人，7 岁及以上学龄儿童超重及肥胖检出率将达到 28%，超重肥胖的儿童数将增至 4 948 万人，超重肥胖增长幅度都高于发达国家。

2. 儿童睡眠与肥胖关系流行病学　儿童睡眠问题中的睡眠时长与肥胖关系研究是目前证据最多的研究方向之一。队列研究发现，3 月龄时的总睡眠时长较短以及 8 月龄时夜间睡眠时长短与 24 月龄时体重超标风险增加有关。许多横断面和前瞻性队列研究的 meta 分析发现，睡眠时长过短是儿童青少年肥胖发生风险增加的独立危险因素，睡眠时长与儿童 BMI 呈显著负线性相关关系，且这种关联还存在性别差异，男生尤为明显。部分研究发现，睡眠时长也并非越长越好，青少年的睡眠时长和肥胖之间存在 U 型关系，即睡眠时长过长同样也能增加超重肥胖的风险，这与成人流行病学研究中的类似发现相一致。然而在儿童年龄段人群的研究中，并没有发现这种 U 型关系。此外，有研究发现，不同的睡眠时型对儿童超重肥胖的影响不同。相对于晚睡晚起型（猫头鹰型）和普通型，早睡早起型（百灵鸟型）儿童的超重肥胖风险较低。研究还发现，社会时差较大同样与儿童超重肥胖风险增加有关。

许多研究发现睡眠质量也同样是儿童超重肥胖的潜在影响因素。Fatima 等人对 26 553 名受试者进行的 meta 分析发现，相对于正常人群，睡眠时长短和睡眠质量差的人群超重肥胖的风险比值比（odds ratio，OR）为 1.27（95%CI：1.05～1.53）。亚组分析发现，睡眠质量差的人群的 OR 增长到 1.46（95%CI：1.24～1.72）。结果表明，睡眠质量是超重肥胖的独立影响因素。随着儿童超重肥胖患病率的上升，肥胖相关性疾病的患病率也随之增高。其中，儿童阻塞性睡眠呼吸暂停（OSA）被认为是一种具有潜在严重临床意义的疾病。尽管许多证据表明肥胖是儿童或成人 OSA 的主要危险因素，但也有研究发现可能两者之间是一种相反的因果关系，即 OSA 可能导致超重肥胖。多数流行病学研究是通过询问主观问卷调查来测量睡眠的，目前也有少量研究开始应用客观睡眠监测仪器（如可穿戴设备）等来测量睡眠，或许可以减少研究中的信息偏倚，同时有关的前瞻性研究（如队列研究、干预试验等）也逐渐增多，有助于进一步证实睡眠对儿童超重肥胖影响的因果关系。

（三）关系机制

目前关于睡眠对肥胖影响的机制尚不十分明确，能量摄入与能量消耗之间的不平衡是导致体重增加的重要原因之一。能量摄入可通过内稳态调节（食欲/饥饿感），也可以通过愉悦性的饮食行为调节。睡眠不足或睡眠质量低下可能通过调控能量平衡来影响肥胖的发生。对食欲的稳态调控是通过许多神经内分泌激素之间复杂的相互作用来协调的。与睡眠 - 肥胖关系密切的关键激素包括瘦素、胃饥饿素、胰岛素和皮质醇。如睡眠不足或睡眠质量低下会导致体内调节食欲的神经肽水平发生改变，主要表现为胃饥饿素分泌的增加及瘦素分泌的减少。瘦素和胃饥饿素作为调节机体食欲、能量消耗的两大激素，两者水平的失衡会导致饥饿感和食欲的增加，使得个体食物摄入量增加从而导致超重肥胖。研究发现睡眠不足或睡眠质量低下者瘦素水平下降，胃饥饿素水平升高，体重增长。另外，胰岛素在调节血糖水平中有着重要作用，而皮质醇是身体应激反应的一部分，会引起兴奋、血糖升高和免疫系统抑制。动物实验研究发现，慢性定时睡眠限制可以减弱瘦素受体介导的信号通路，减少下丘脑昼夜节律基因的表达，导致青春期和青年期实验大鼠的食物摄入量增加，从而导致超重肥胖。另外，睡眠不足或睡眠质量差等睡眠问题会引起儿童白天疲劳感，体力活动减少，从而导致能量摄入和消耗失衡，增加肥胖发生的风险。

二、睡眠与儿童糖尿病

（一）临床诊断与定义

儿童糖尿病的诊断标准与成人标准一致（表 2-2）。此外，血糖 5.6 ~ 6.9mmol/L 为空腹血糖受损，口服糖耐量试验 2h 血糖 7.8 ~ 11.0mmol/L 为糖耐量受损。值得注意的是血糖水平不能区分 1 型还是 2 型糖尿病。即使是被视为 1 型糖尿病典型特征的糖尿病酮症酸中毒在 2 型糖尿病也会出现。在患者起病初期进行分类有时的确很困难。目前诊断 1 型糖尿病主要根据临床特征。儿童糖尿病大多数为 1 型糖尿病，但近年来儿童 2 型糖尿病患病率正迅速增长。2 型糖尿病的患儿一般有家族史、体形肥胖、起病隐匿、症状不明显、多无须使用胰岛素治疗，或同时伴有黑棘皮病、高血压、血脂异常、脂肪肝等。2 型糖尿病的发病机制与胰岛素抵抗及 β 细胞功能减退速度有关，与成人不同的是，儿童胰岛素 β 细胞功能减退速度更快，更易出现并发症。

表 2-2　糖尿病的诊断

诊断标准	静脉血浆葡萄糖 /(mmol·L^{-1})
(1)典型糖尿病症状(多饮、多尿、多食、不明原因的体重下降)加上随机血糖或	≥ 11.1
(2)空腹血糖或	≥ 7.0
(3)葡萄糖负荷后 2h 血糖无典型糖尿病症状者,须改日复查确认	11.1
(4)HbA1c 测定方法(需标准化认证)	≥ 6.5%

注：空腹状态是指至少 8h 没有进食热量；随机血糖指不考虑上次用餐时间，一天中任意时间的血糖，不能用来诊断空腹血糖异常或糖耐量异常。

（二）流行病学

1. 儿童糖尿病流行病学　近年来，儿童糖尿病（diabetes mellitus，DM）的发病率也呈现逐年上升趋势，过去一直认为，儿童 DM 以 1 型糖尿病（type 1 diabetes mellitus，T1DM）为主，但随着生活方式的改变，儿童青少年患 2 型糖尿病（type 2 diabetes mellitus，T2DM）的比例也在不断增高。有研究报道 2001 年美国儿童青少年 1 型糖尿病的患病率为 1.48‰，2009 年上升至 1.93‰；2001 年儿童青少年 2 型糖尿病的患病率为 0.34‰，2009 年上升至 0.46‰。无论儿童青少年 T1DM 还是 T2DM 在美国均呈快速增长趋势。目前有关我国儿童 DM 患病情况尚缺乏大规模人群流行病学研究，就现有的证据来看，我国目前儿童 DM 仍然以 T1DM 为主，约占 90%。我国儿童青少年 1 型糖尿病的发病率约为 0.6/10 万，属于低发病区，但由于我国人口基数大，故 1 型糖尿病患者的绝对数可能超过 100 万。儿童 T2DM 所占比例有逐年增高趋势。一项来自北京的调查表明，在 1993 年诊断为 T2DM 的儿童从占儿童 DM 的 3.5% 上升到 2002 年的 39%。2019 年发表的一项 meta 分析显示，我国儿童青少年 DM 合并患病率为 0.8‰。我国儿童 DM 的流行水平有逐渐上升的趋势。

2. 儿童睡眠与糖尿病关系流行病学 总体上来说，目前关于睡眠与儿童糖尿病关系的人群研究比成人要少得多。已有一些研究发现睡眠时长过短和儿童胰岛素抵抗、2 型糖尿病的发生有关，也有研究发现，睡眠时长与儿童胰岛素抵抗发生的风险呈 U 型关系。另外，研究还发现，儿童不同的睡眠时型对血糖产生不同的影响，相对于晚睡型，早睡型的儿童患 2 型糖尿病风险较低。meta 分析研究发现，睡眠时长和 2 型糖尿病的发病风险存在 U 型关系，每天睡眠 7 ~ 8h 者 2 型糖尿病的发病风险最低，睡眠不足（≤ 5 ~ 6h/ 晚）和睡眠时长较长（> 8 ~ 9h/ 晚）的人群 2 型糖尿病的发病风险均显著增加。另外一项 meta 分析发现，2 型糖尿病患者睡眠不足和睡眠过多均与高 HbA1c 及空腹血糖水平有关。一项针对青年男性的研究发现，相对于睡眠充足者，睡眠剥夺者出现葡萄糖耐量显著受损，胰岛素对葡萄糖的急性反应和葡萄糖有效利用性显著下降。除睡眠时长外，阻塞性睡眠呼吸暂停（OSA）也被发现与糖代谢紊乱的发生有关，睡眠呼吸暂停严重程度与胰岛素抵抗程度相关。有研究发现在儿童 OSA 与糖耐量异常、血清胰岛素水平异常、糖尿病的发生有关。

（三）关系机制

睡眠不足或睡眠质量低下等睡眠障碍导致糖代谢异常甚至糖尿病的机制尚未完全清楚，已知的机制包括：①睡眠缺乏导致的应激反应，下丘脑 - 垂体 - 肾上腺轴（HPA 轴）活性增加，交感神经过度兴奋，糖皮质激素水平升高、生长激素释放减少，血糖调节紊乱，从而导致胰岛素抵抗，血糖水平升高或糖尿病；②一些细胞因子分泌异常，如 C 反应蛋白、肿瘤坏死因子、白介素 6 等水平升高，促进机体游离脂肪酸释放，脂联素合成减少，影响胰岛素信号传导通路，产生胰岛素抵抗；胰岛素样生长因子 -1 和胰岛素样生长因子结合蛋白 -3 水平降低致使胰岛素敏感性及糖耐量降低，血糖水平升高或糖尿病；③ OSA 引发间歇缺氧及高碳酸血症，增加交感神经兴奋性，引起炎性因子释放，抑制葡萄糖吸收和利用，增加抗胰岛素调节激素（如生长激素）和游离脂肪酸的释放，还通过增加低氧诱导因子 -1-α（HIF-1α）来调控瘦素基因的表达，导致胰岛素抵抗；④睡眠障碍等昼夜节律紊乱增加β细胞凋亡，褪黑素水平下降，抗氧化应激能力减弱，胰岛素敏感性降低、糖耐量降低，最终可能导致血糖水平升高或糖尿病进程加速。

三、小结

睡眠是一个非常复杂的生理过程，与人体糖、脂代谢关系密切。儿童青少年是成长发育的关键时期，儿童期睡眠不足等睡眠障碍可以通过改变能量代谢有关激素水平、慢性炎症状态、氧化应激等机制综合作用，致使胰岛素敏感性及糖耐量降低，最终导致超重肥胖、糖尿病的发生，其关系机制可为儿童肥胖、糖尿病等代谢性疾病防治提供思路。

（龚清海　励　丽　董彦会）

第四节　睡眠与儿童呼吸、心血管系统疾病

睡眠是人类生命活动的重要组成部分，对维持个体正常的生理和心理功能起着重要的作用。睡眠的生理学意义是多方面的，睡眠时体温、心率、血压下降，呼吸减慢，使机体的基础代谢降低，有助于消除疲劳、恢复体力；睡眠还有助于促进学习记忆，恢复精力，提高机体的免疫力。对于儿童来说，睡眠更有着促进生长发育的特殊意义，因生长激素只有在睡眠状态时才能达到高水平的分泌，充足的睡眠是儿童体格生长的重要保障。儿童的体格、神经系统处于生长发育阶段，睡眠不足、睡眠呼吸障碍都可能对儿童造成不可逆的伤害。儿童睡眠障碍常与多系统的疾病（如代谢、神经、呼吸、心血管、心理等）同时存在且相互影响，本节着重讨论儿童睡眠与儿童常见的呼吸、心血管系统疾病的关系。

一、睡眠与儿童呼吸系统疾病

（一）儿童阻塞性睡眠呼吸暂停

1. 临床诊断与定义　儿童阻塞性睡眠呼吸暂停（OSA）是指儿童睡眠过程中频繁发生部分或完全上气道阻塞，干扰儿童的正常通气和睡眠结构而引起

的一系列病理生理变化，引起儿童生长发育迟缓、行为认知障碍、记忆力和智力下降，主要表现为睡眠打鼾、憋气、张口呼吸等。

OSA 的临床症状主要表现为打鼾，每周打鼾超过 3 晚应重点关注，另外可出现睡眠憋气、呼吸暂停、张口呼吸、呼吸费力、反复觉醒、遗尿、白天嗜睡、注意力下降或多动、学习成绩下降等表现。体征方面可见腺样体肥大、扁桃体肥大、腺样体面容以及肥胖。多导睡眠监测（PSG）是儿童 OSA 的标准诊断方法，阻塞性呼吸暂停低通气指数（obstructive apnea hypopnea index，OAHI）是重点监测指标，即每夜睡眠中平均每小时发生阻塞性呼吸暂停事件、混合性呼吸暂停事件与阻塞性低通气的次数之和。2020 年中国儿童阻塞性睡眠呼吸暂停诊断与治疗指南推荐：OAHI > 1 次 /h 作为儿童 OSA 的诊断界值；并进行严重程度分级：轻度：1 次 /h < OAHI ≤ 5 次 /h；中度：5 次 /h < OAHI ≤ 10 次 /h；重度：OAHI>10 次 /h。

腺样体和扁桃体肥大是造成儿童上气道阻塞的主要原因，肥胖、颅面畸形、神经肌肉疾病等也可能参与儿童 OSA 的发病。作为儿童睡眠呼吸障碍（sleep-disordered breathing，SDB）中危害最为严重的疾病，具有较高的患病率和严重的远期并发症发生率，如颌面发育异常、行为异常、学习障碍、神经认知损伤、内分泌代谢紊乱、高血压和肺动脉高压，甚至增加成年期心血管事件的风险等。因此对儿童 OSA 的早发现、早诊断和早治疗对改善预后有重大意义。

2. 流行病学 随着经济和医学的发展，我国儿童呼吸道感染性疾病发病逐步减少，而儿童睡眠呼吸问题显得日益突出。睡眠呼吸障碍（SDB）因反复发作的低氧血症和高碳酸血症可以导致多脏器功能损害，主要表现为睡觉时严重打鼾和睡眠呼吸暂停。儿童 SDB 可导致更为严重的生长发育迟缓，并且长期慢性缺氧还可影响中枢神经系统的发育并导致认知功能异常、注意力不集中、记忆力下降及智商降低等。儿童 SDB 按其严重程度可从上呼吸道部分气道阻塞引起的单纯打鼾，发展到上气道阻力增加，以及持续性气道完全阻塞引起的阻塞性睡眠呼吸暂停（OSA），一般认为三者是一个连续变化的过程，主要通过多导睡眠监测（PSG）进行鉴别诊断，PSG 阳性可诊断为 OSA。美国儿科学会在 2012 年的指南中指出儿童 OSA 患病率为 1.2% ~ 5.7%，中国香港地区 2010 年报道儿童 OSA 的患病率为 4.8%。

国内刘玺诚等对全国 8 个城市 28 424 名 2 ~ 12 岁儿童的睡眠状况流行病学调查显示：儿童睡眠障碍总发生率为 27.11%，其中睡眠中鼾症发生率为

5.7%，睡眠呼吸暂停发生率为 0.4%。近几年来，国内外获得的儿童习惯性打鼾的患病率数据为 4.1% ~ 27.6%，而基于多导睡眠监测诊断的流行病学调查显示，儿童阻塞性睡眠呼吸暂停综合征（pediatric obstructive sleep apnea syndrome，OSAHS）的患病率为 1.2% ~ 5.7%。根据第七次人口普查的结果，我国 0 ~ 14 岁儿童人口数为 2.5 亿左右，据此初步估计，我国有超过 6 000 万名儿童患有睡眠障碍，且超过 1 000 万儿童有睡眠呼吸障碍，而目前只有极少部分睡眠呼吸疾病患儿明确诊断，治疗现状也不容乐观。

（二）睡眠与儿童支气管哮喘

1. 临床诊断与定义　支气管哮喘简称哮喘，是一种以慢性气道炎症和气道高反应性为特征的异质性疾病，以反复发作的喘息、咳嗽、气促、胸闷为主要临床表现。呼吸道症状的具体表现形式和严重程度具有随时间而变化的特点，并常伴有可变的呼气气流受限。儿童哮喘常在夜间和 / 或清晨发作或加剧，易导致患儿日间嗜睡和夜间睡眠紊乱，出现打鼾、尿床、噩梦、夜惊和梦游等睡眠障碍现象。哮喘是儿科最常见的慢性气道炎症性疾病。目前全球哮喘患者已超 3 亿，其致死率和致残率仅次于癌症。

哮喘的诊断主要依据临床症状、体征及肺功能检查：①反复喘息、咳嗽、气促、胸闷，多与接触变应原、冷空气、物理、化学性刺激、呼吸道感染、运动以及过度通气（如大笑和哭闹）等有关，常在夜间和 / 或凌晨发作或加剧；②发作时双肺可闻及散在或弥漫性、以呼气相为主的哮鸣音，呼气相延长；③上述症状和体征经抗哮喘治疗有效，或自行缓解；④除外其他疾病所引起的喘息、咳嗽、气促和胸闷；⑤临床表现不典型者，应至少具备以下 1 项：ⅰ）证实存在可逆性气流受限。a. 支气管舒张试验阳性：吸入速效受体 $β_2$ 激动剂后 15min 第一秒用力呼气量（FEV1）增加 ≥ 12%；b. 抗感染治疗后肺通气功能改善：给予吸入糖皮质激素和 / 或抗白三烯药物治疗 4 ~ 8 周，FEV1 增加 ≥ 12%。ⅱ）支气管激发试验阳性。ⅲ）最大呼气峰流量（PEF）日间变异率（连续监测 2 周）≥ 13%。符合第 1 ~ 4 条或第 4、5 条者，可诊断为哮喘。

2. 流行病学　近年来，在全球范围内，哮喘的发病率呈上升趋势，其中哮喘儿童发病率上升尤为显著，国内外研究表明儿童哮喘与睡眠障碍密切关联。一项纳入 408 名平均年龄在 8.1 岁的学龄儿童研究显示，哮喘儿童合并睡眠障碍的发病率为 34.6%，睡眠障碍者发生支气管哮喘风险是睡眠正常者的

6.62 倍，证明睡眠障碍是儿童哮喘的独立危险因素。国外一项纳入 9 565 名城市高中青少年的研究发现，患哮喘的青少年发生睡眠障碍症状的概率是正常同龄人的 2.63 倍，且睡眠障碍的发生率随着哮喘严重程度的增加而增加。

哮喘和睡眠障碍存在相互影响的关系，治疗哮喘可使睡眠障碍得到缓解，改善睡眠障碍同样可使哮喘得到更好的控制。因此，治疗哮喘儿童的睡眠障碍首先应该控制哮喘。积极治疗哮喘的同时也要注意控制肥胖、鼻炎、扁桃体肥大和腺样体肥大等危险因素。

（三）睡眠与儿童呼吸系统疾病关系机制

儿童呼吸系统的解剖特点与小儿时期易患呼吸道疾病密切相关。小儿鼻腔相对短小，鼻道狭窄，鼻黏膜柔嫩并富于血管，炎症时黏膜肿胀，易造成堵塞，导致呼吸困难或张口呼吸。且儿童咽部较狭窄且垂直，咽扁桃体又称腺样体，6 个月已发育，位于鼻咽顶部与后壁交界处，严重的腺样体肥大是引起小儿呼吸道阻塞的重要原因。睡眠障碍与儿童呼吸系统疾病相互影响、互相促进，但其机制和因果关系尚未明确，可能与以下机制有关：

1. **机械效应**　睡眠障碍可能是通过频繁的睡眠碎片和浅表的非快速眼动睡眠主导的变化引起上气道肌肉活动的减少，诱发或加重 OSA，这可能是失眠导致 OSA 发生的因素。在睡眠期间，特别是在快速眼动期，由于呼气末肺容积的减少，哮喘患者夜间气道阻力可能增加，导致更多的上气道塌陷，进而导致阻塞性睡眠呼吸暂停。同样地，OSA 和哮喘也影响睡眠质量，由于反复夜间缺氧，二氧化碳含量增加，引起呼吸中枢兴奋，呼吸运动增强，觉醒次数增多，破坏了睡眠的连续性和周期性，引起睡眠较浅与睡眠片段化，使睡眠潜伏期延长，干扰了睡眠的一系列生理功能，引起失眠或加重失眠症状。

2. **皮质类固醇药物的影响**　吸入或口服皮质类固醇目前仍是控制哮喘的主要治疗方法。而吸入糖皮质激素可引起脂肪沉积于上气道及周围，使气道变狭窄；糖皮质激素还能引起气道扩张肌病变，影响气道扩张功能；糖皮质激素可能还会加重肥胖。这些都是导致 OSA 的危险因素，并影响睡眠质量。

3. **鼻部疾病**　哮喘患者中鼻炎以及鼻息肉的发生率更高，这易导致鼻塞力增加而引起吸气时口咽部负压升高，可导致气道变窄，从而增加发展为 OSA 的风险。

4. **二手烟**　吸烟是哮喘和睡眠障碍的独立危险因素，吸烟可引起气道水肿，从而增加气道阻力，加重气道阻塞。吸烟引起的气道炎症可以增加上气道在睡眠过程中产生的阻力，加重睡眠窒息。研究显示，二手烟与哮喘儿童睡眠障碍的发生密切相关，家长吸烟将增加儿童发生中重度 OSA 的风险。

5. 肥胖 肥胖是睡眠障碍的重要影响因素。有研究结果表明，体重增加可引起呼吸紊乱指数增加，体重增加可使睡眠呼吸障碍的风险增加。同时，肥胖也是哮喘的重要危险因素，体重增加会导致哮喘的发作次数和严重程度增加，并且症状更难以控制。

二、睡眠与儿童心血管系统疾病

心血管疾病是目前人类健康的"第一杀手"，高居死亡率的首位，并且心血管疾病发病率呈逐年上升的趋势，每 5 人里就有 1 人患心血管疾病。许多人认为心血管疾病是老年病，但事实上，其萌芽在儿童、青少年时期，甚至可追溯到婴儿期。目前我国儿童和青少年心血管健康状况亦并不理想，已经暴露在一些心血管危险因素下，为中老年期的心血管疾病埋下了"种子"。而近年来，儿童群体中睡眠障碍发病率在不断上升，已成为全球广泛关注的问题。越来越多的研究发现儿童睡眠障碍和心血管疾病存在相互促进作用。前文提到的儿童 OSA 就被认为是心血管疾病的一个重要危险因素，另外儿童睡眠与高血压、体位性心动过速综合征等也密切相关。

（一）临床诊断与流行病学

1. 儿童 OSA 与心血管系统疾病 OSA 对机体的影响广泛且复杂，其可导致多系统损害及病理生理表现，OSA 引起的心血管系统疾病是长期综合作用的结果，与成年患者相比，儿童 OSA 患者相对病史较短，缺少致心血管疾病的其他因素，然而在很多情况下 OSA 却是导致儿童心血管系统疾病的重要病因。OSA 的心血管系统并发症包括：高血压，肺动脉高压和心律失常等。

流行病学研究表明，OSA 与高血压有关，有文献提示超过 50% 的 OSA 患者合并有高血压病。目前认为，OSA 是高血压病的独立危险因素。且 OSA 与高血压的相关性主要因素在于夜间高血压，夜间血压可以更好地预测心血管事件的发生。有研究报道，OSA 患儿与正常儿童相比血压相对较高，其血压增高程度与睡眠呼吸暂停、肥胖程度及年龄等密切相关。

儿童肺动脉高压（pulmonary hypertension，PH）定义为出生 3 个月后在海平面水平静息状态下平均肺动脉压≥25mmHg。研究发现，儿童OSA是肺动脉高压的重要危险因素，其可能原因是夜间频繁的呼吸暂停出现缺氧导致肺小动脉频繁收缩和肺血管内皮功能失调；另外OSA能导致心脏重塑，中度至重度OSA组与对照组相比，心室舒张功能明显不全，心室结构发生改变，心脏壁、室间隔也相对增厚，进而可导致儿童肺动脉高压的发生。

研究发现OSA患者可同时出现快速性心律失常和缓慢性心律失常。主要表现为心律的周期性交替改变，呼吸暂停时心动过缓，随后由于呼吸暂停后代偿性的过度通气而出现心动过速。心动过缓和心动过速时间长短与呼吸暂停时间有关，当呼吸的变化是憋气 - 呼吸暂停 - 呼吸恢复时，相应的心电图变化表现为窦性心动过缓 - 各种传导阻滞、停搏、期前收缩等 - 窦性心律过速或快速房性、室性心律失常。一方面，反复出现的低氧血症，导致交感神经活性增加，心率增快，心率变异性增加等；另一方面，迷走神经兴奋及副交感神经传导活性的增加可能是心动过缓、心脏传导阻滞的重要因素。

2. 睡眠障碍与儿童青少年高血压　儿童青少年高血压是指18岁以下人群发生的高血压，以原发性高血压为主，多数表现为血压水平的轻度升高，无明显临床症状，常在体检时被发现。高血压是心血管疾病最重要的危险因素，儿童青少年高血压不仅影响心血管系统靶器官的早期损伤，同时持续的儿童期高血压将增加成年期高血压的风险。

儿童青少年高血压的诊断以2010年中国儿童青少年血压参照标准为依据，以同年龄、性别儿童的收缩压（systolic blood pressure，SBP）和 / 或舒张压（diastolic blood pressure，DBP）≥P95为高血压，P90～P95或≥120/80mmHg为"正常高值血压"。为方便临床医生快速筛查可疑的高血压儿童，可采用简化后的公式标准进行初步判断：男SBP > 100 + 2× 年龄，DBP > 65 + 年龄；女SBP > 100 + 1.5× 年龄，DBP > 65 + 年龄。

近年来研究表明，我国儿童青少年血压水平呈现上升趋势。"中国健康与营养调查"显示，7～17岁儿童青少年收缩压从1991年的96.1mmHg升高至2015年的102.7mmHg；舒张压从1991年的62.6mmHg升高至2015年的67.4mmHg，单一时点高血压检出率从1991年的5.7%增至2015年的12.8%。根据2010年全国学生体质调研报告，我国中小学生的高血压患病率为14.5%，男生高于女生（16.1%比12.9%）。因此，对儿童青少年时期的高血压进行规范监测和早期干预，有效控制儿童青少年血压，是防治我国心脑血管病的重要切入点。儿童原发性高血压的影响因素较多，其中肥胖是关联性最高的危险因素，超过 30% 的儿童原发性高血压伴有肥胖；家族高血压史、早产、低出生体重、体力活动缺乏等也被发现与儿童高血压相关。另外，国内外多项研究表明，睡眠不足也与儿童青少年高血压存在相关性。

Quist 系统综述 2008—2014 年的 9 项研究 11 565 名 5～18 岁儿童青少年数据发现，睡眠时长减少 1h，收缩压和舒张压分别增加 0.33mmHg 和 0.21mmHg。Jiang 等系统综述 2008—2017 年 7 项研究 21 150 名 10～18 岁青少年数据发现，睡眠不足者与睡眠充足者相比发生血压偏高的风险增加 51%。对北京市 6～16 岁儿童青少年睡眠状况与高血压分析发现，打鼾、睡眠时长较短与儿童青少年高血压的发生具有相关性。对苏州市 9～17 岁儿童青少年研究发现，睡眠不足者中血压偏高率高于睡眠充足者（16% 比 11%），与睡眠充足者相比，睡眠不足者发生血压偏高的风险增加 32.9%。

3. 睡眠障碍与儿童体位性心动过速综合征 体位性心动过速综合征（postural orthostatic tachycardia syndrome，POTS）是一组以慢性直立不耐受（orthostatic intolerance，OI）及直立后心率异常增快为主要特征的临床综合征。慢性直立不耐受是一组临床症状，如头晕或眩晕、胸闷、心悸、胸痛、视物模糊、恶心、冷汗等，严重时可出现晕厥等症状，由直立体位诱发，卧位时症状好转或消失。

目前儿童 POTS 尚缺乏统一的诊断标准，须排除器质性心脏病和其他疾病所致的晕厥、头晕等症状。目前对于儿童 POTS 的诊断主要是通过直立试验或直立倾斜试验：在直立实验或在直立倾斜试验的 10min 内，心率增加 ≥ 35 次 /min 或心率最大值 ≥ 120 次 / min。

儿童和青少年是 POTS 的高发人群，调查显示儿童 POTS 患病率约为 6.8%，占儿童直立不耐受的 28.8%，且约占儿童晕厥病因的 1/3，POTS 患儿发病时症状严重影响了患儿的学习生活。POTS 的发病机制复杂，可能与自主神经功能障碍、血容量不足、血管舒缩功能障碍、肌肉泵功能障碍、体液调节因素等单一或多重因素相关。有研究发现，每天睡眠时长 < 8h 者发生 POTS 的风险是睡眠时长 ≥ 8h 者的 5.9 倍，说明睡眠障碍可能是 POTS 的一个危险因素。

（二）关系机制

睡眠通过各种不同的方式影响着心血管的生理与病理，睡眠障碍与儿童心血管疾病具有显著相关性，但其机制尚不明确，目前证据显示与以下机制有关：

1. 自主神经功能紊乱 心肌和血管平滑肌都接受自主神经的支配，自主神经系统在维持心血管系统生理性自主调节中起基础性作用。急性睡眠不足导致交感神经过度激活，副交感神经张力下降，使心率加快、心肌收缩力增加、心肌功能受损，出现心律失常，激活肾素-血管紧张素-醛固酮系统，使外周阻力血管收缩，进而使血压升高。OSA 患者在睡眠时出现反复的呼吸暂停，导致低氧血症、高碳酸血症和 pH 失代偿，从而刺激化学感受器，使交感神经活性增加，进而刺激内分泌系统释放血管活性胺，它们对血管壁的不断刺激，短期内引起血管频繁的收缩和舒张，长期作用可导致血管平滑肌的增生肥厚，引起器质性高血压。

2. 内皮细胞功能失调 内皮细胞功能失调可能是睡眠时长与心血管风险的因果关系之间的指标，内皮功能失调通常先于心血管疾病的临床表现，为心血管疾病与睡眠质量之间的关系提供了一种潜在的机制。睡眠障碍可能是内皮功能障碍的高度揭示指标，是心血管疾病风险的重要指标。OSA 患者频繁的低氧血症可以刺激血管内皮素-1 的产生，进而引起血管收缩，对血管平滑肌细胞及心肌细胞等可以致其有丝分裂，从而影响血管功能，出现血压异常。同时 OSA 患者夜间频繁缺氧可导致肺小动脉频繁收缩和肺血管内皮功能失调，是肺动脉高压和肺源性疾病形成的主要机制。

3. 炎性微环境 睡眠不足与缺失，引起自发细胞活化先天免疫和信号转导和转录活化因子家族蛋白，共同描绘了睡眠缺失的动态炎性调节和其他免疫反应的分子信号通路，共同促进炎性微环境，导致心血管疾病的发生。

4. 皮质醇分泌节律异常 皮质醇是糖皮质激素的重要组成部分，其分泌具有昼夜节律性。睡眠被剥夺时下丘脑-垂体-肾上腺皮质轴兴奋性增加，肾上腺皮质分泌糖皮质激素增加，皮质醇浓度随之增加，皮质醇通过促进葡萄糖分解和利用使体重增加，同时还会增加食欲并促进摄入更多热量，过多的脂肪堆积可促使左心室肥大、心室收缩和舒张功能障碍。而且血浆皮质醇水平与儿茶酚胺浓度呈正相关性，而高浓度儿茶酚胺被认为是 POTS 的发病机制之一。

5. 对代谢的不利影响 如前一节内容所述，睡眠障碍与 2 型糖尿病、肥胖之间存在关联。睡眠障碍将导致下丘脑-垂体-肾上腺皮质轴激素的分泌功能异常，使血糖应激性升高，进一步产生胰岛素抵抗而加重血糖调节受损。另外，睡眠限制也会引起生理和行为上的变化，从而促进积极的能量平衡，增加能量消耗，导致食物摄入的增加、体力活动的减少和体重的增加，增加心血管疾病的发生风险。

三、小结

儿童睡眠障碍发病率逐年增高，且与呼吸、心血管系统疾病关系密切。OSA 和支气管哮喘均是儿童常见的呼吸系统疾病，两者与睡眠障碍有紧密联系，并与儿童睡眠障碍的治疗存在双向联系。睡眠问题或睡眠障碍可导致 OSA 和哮喘的疾病控制不良，OSA 和哮喘控制不佳也可导致患儿睡眠问题。睡眠障碍同样也是儿童心血管疾病的重要危险因素。睡眠问题作为可干预的危险因素影响多个儿童心血管疾病的发生发展和预后，医生在临床工作中应加强对儿童睡眠障碍的早期诊断和管理，及早进行干预。相信对睡眠医学的深入研究会为临床治疗提供新的思路。

（王国安　严　旺）

第五节　睡眠与儿童近视

近视是儿童青少年常见的眼科疾病，预测到 2050 年近视将影响全球近一半人口，高度近视约占全球人口的 1/10，我国中小学生近视率可达 80% 以上，且呈低龄化、发病率上升趋势。已成为影响全世界儿童青少年健康的重要公共卫生问题。

近视是儿童青少年群体常见的眼部疾病，与遗传、环境等因素密切相关。近年来，睡眠与近视之间的关联开始引起关注。有研究认为，睡眠不足、睡眠障碍可能是影响儿童青少年近视的重要影响因素。在过去几十年中，东亚地区尤其是中国经济迅速发展，教育年限的提高改变了原有的生活方式，随着电子产品使用增多、课业压力增加、线上教学活动的开展、开灯睡觉等不良习惯产生，儿童青少年身体活动减少，睡眠不足问题凸显。研究发现，睡眠与儿童近视关系密切，睡眠不足是儿童近视形成的重要危险因素，但目前儿童睡眠时长与近视关联的机制尚不清楚，本节将主要介绍睡眠与儿童近视的关系。

一、临床诊断与定义

人眼在调节放松状态下，平行光线经眼球屈光系统后聚焦在视网膜之前，称为近视。当平行光线聚焦在视网膜之前则导致视物模糊，表现为看远处物体时视物模糊，看近处时视力正常。长时间、近距离的读书、看电视、玩手机、看电脑等，都会导致视力下降，形成近视。近视是由于眼轴增长或者角膜和晶状体的屈光力过大所引起的。普通近视，看近清楚，看远模糊，视物模糊、眯眼、眨眼、歪头、视疲劳等；近视度数较高，尤其是病理性近视时，可能会出现视力差、飞蚊症、视物遮挡、视物变形、视物重影、色觉异常、对比敏感度下降等现象。

近视根据屈光成分分为屈光性近视、轴性近视，根据病程进展和病理变化分为单纯性近视、病理性近视，根据近视程度分为低度近视、中度近视、高度近视。

（一）根据屈光成分

1. 屈光性近视　眼轴正常，但眼内各屈光介质的屈光指数过高或屈光介质表面弯曲度过强，从而导致光线射入眼内只能结成焦点于视网膜前面，包括弯曲度性近视（是由角膜或晶体表面弯曲度过强所致）和指数性近视（是由屈光介质的屈光指数过高引起）（图 2-1）。

2. 轴性近视　眼各屈光介质的屈折力与正常视力相同，均属于正常。但是，身体发育过程中眼球过度发育，加上不良的用眼习惯，导致眼球的眼轴加长（一般超过 24mm）。因此，光线射入眼内时只能聚焦于视网膜前面而造成近视（图 2-1）。

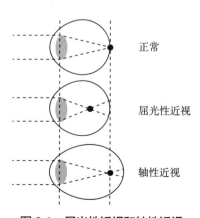

正常

屈光性近视

轴性近视

图 2-1　屈光性近视和轴性近视

（二）根据病程进展和病理变化分类

1. **单纯性近视** 又称一般性近视。眼球从幼儿时期开始发育长大，到 20 岁左右基本稳定。若眼球在学龄期间发育过度则眼的总屈光力（角膜加晶体的屈光力）与眼轴的相互关系失调，以致后焦点落于视网膜之前而形成近视。此种情况每个屈光间质屈光力的值都在正态分布曲线之内，眼球的解剖和生理功能均正常，故称为单纯性近视。这种近视眼的度数都在 – 6.00D（屈光度）内，用适量负镜片即可将远视力矫正至正常。

2. **病理性近视** 20 岁以后眼球仍在发育，眼底组织随着眼轴不断增长而发生的病理性变性称为病理性近视。具体特点为：①视功能异常，矫正视力不能达到 1.0，光敏感度低，暗适应不良，视野改变和电生理效应异常。②中年以后常会发生并发症，如容易发生视网膜脱落和青光眼，高度近视中有 25% 的人会出现眼压增高。白内障的发生率也较高，通常是正常眼患白内障概率的 2 倍。③眼轴随年龄增长而延长，伴有后巩膜葡萄肿，是发生眼底改变的基本因素。视功能降低和并发症两者同时存在是病理性近视的指征。

（三）根据近视度数分类

依据中华人民共和国国家卫生健康委员会办公厅 2019 年发布的《儿童青少年近视防控适宜技术指南》，按照散瞳后验光仪测定的等效球镜（spherical equivalent，SE）度数分类，近视可分为：低度近视：– 3.00D ≤ SE ＜ – 0.50D；中度近视：– 6.00D ≤ SE ＜ – 3.00D；高度近视：SE ＜ – 6.00D 以上。

二、儿童睡眠与近视关系的流行病学

睡眠不足和近视均为亚洲人常见的健康问题，因此在亚洲人群中研究两者关系十分重要。来自我国多地的研究均显示，儿童青少年每天睡眠时长越长，近视患病概率就越小，睡眠不足可能是儿童青少年近视的重要危险因素之一。北京一项针对 6 ~ 18 岁儿童青少年的调查研究显示，每天睡眠时长不足 7h 的儿童青少年近视患病率为 68.45%，远高于每天睡眠时长超过 9h 的 34.80%，每天睡眠时长与儿童青少年近视高度负相关。每天有充足睡眠的儿童青少年比没有充足睡眠的儿童青少年患近视概率低 45%。Gong 等人发现，在来自北京 18 个地区的 15 316 名平均年龄为（12.1 ± 3.3）岁的学生中，短睡眠时长是近视的独立危险因素。睡眠 ≤ 7h 的儿童与那些 ≥ 9h 的人相比，罹患近视风险更高，但发现其相关性仅存在于夜睡中，午睡时长与近视无相关。在另一项中国儿童近视与睡眠时长关系的研究也发现，每晚睡眠时长 < 7h 儿童比睡眠时长 > 9h 儿童患近视风险高 3.37 倍。

除了每天睡眠时长与近视有相关性外，睡眠障碍也与近视有着密切联系。日本一项对 278 名 10 ~ 19 岁儿童青少年睡眠障碍与近视情况的调查显示，高度近视儿童青少年平均入睡时间比视力正常者晚约 74min，近视屈光度越高，睡眠障碍越严重。Zhou 等调查了北京 1 902 名 9 ~ 11 岁儿童青少年发现，近视儿童青少年更容易出现睡眠障碍，其睡眠抵触率显著增高。也有少数研究认为，睡眠障碍与儿童青少年近视的关联性不大，分析其关联性不一致的原因可能有：①不同研究中研究对象的年龄和近视率有较大差异，可能会造成回归分析结果的偏倚；②用于评价儿童青少年睡眠障碍的量表不同，匹兹堡睡眠质量指数（Pittsburgh sleep quality index，PSQI）量表和儿童睡眠习惯量表（children's sleep habits questionnaire，CSHQ）可能在评估儿童青少年睡眠障碍时存在不一致性；③对影响儿童青少年近视混杂因素的控制方法也可能会对最终结果产生影响；④地域因素。

光照环境与儿童屈光发育的相关研究较少，研究结果也并不一致。Quinn 等研究认为，0 ~ 2 岁儿童夜晚睡眠时周围光照环境会影响儿童的屈光发育。0 ~ 2 岁在夜晚完全黑暗环境、开小夜灯（0 ~ 4W）、明亮灯光下睡眠的儿童在 2 ~ 16 岁近视发病的比例分别为 10%、34%、55%，认为儿童青少年在 0 ~ 2 岁睡眠时光照强度越大，2 ~ 16 岁时近视发病的概率也越大。

总体来说，当前关于睡眠与近视的流行病学研究还较少，多数学者认为睡眠不足和睡眠障碍可能是引起儿童青少年近视的促进因素。亦有学者提出学龄期儿童青少年睡眠不足和睡眠障碍可能是由于课业负担繁重、缺乏户外活动和大量近距离工作造成的，目前的研究尚不能确定睡眠是独立作用于近视发病，还是受到户外活动、近距离工作等混杂因素的干扰。当前睡眠与儿童青少年近视关系的研究多为横断面研究，鲜见队列研究和干预研究，未来的近视流行病学调查中还应进行大样本量的纵向队列研究和干预研究。同时需要加强内在机制的实验室研究，揭示其内在机制，以便进一步明晰两者之间的关系，为制订睡眠预防儿童青少年近视的干预措施提供科学依据。

三、关系机制

睡眠与近视背后的生物学机制许多学者提出多种假设，但具体机制尚不明确，已报道的主要可能因素如下：

（一）眼内组织的昼夜节律

人体的生理时钟帮助调节睡眠、生命体征、新陈代谢、激素分泌等生理过程的日常节律。同样，在一些眼部结构中也存在昼夜节律，如眼轴长度、脉络膜厚度、眼压等，这些节律都可能与人眼屈光不正的发生与发展有关。动物实验研究结果表明，当生物体正常的光/暗周期被中断导致昼夜节律被打乱时，会产生屈光不正。回顾眼节律与眼睛生长和屈光发育的关系，发现近视的发生是由于儿童时期眼轴过度生长造成的。正常眼节律下，眼轴长度白天最长，晚上最短，而晚上脉络膜厚度最厚，白天最短。睡眠前的强光照射或睡眠不足可引起昼夜节律紊乱，眼轴日节律和脉络膜日节律相位发生位移，将导致近视的发生。

（二）褪黑素 - 多巴胺平衡稳态

光线对调节睡眠/觉醒周期和昼夜节律非常重要，光/暗周期信号刺激光敏感视网膜神经节，后者被认为是环境辐照度探测器，与很多生理过程有关，包括新陈代谢、情绪和睡眠等。接着，光通过视神经将信号传递到视交叉上核（SCN），接着将信号传入下丘脑的室旁核，然后通过多突触途径到达松果体并产生褪黑素，从而使体内褪黑素水平呈昼夜性节律变化，褪黑素（melatonin，MT）通过激活 MT1 和 MT2 受体来调节睡眠和昼夜节律。研究报告指出，近视的年轻人比非近视年轻人表现出更高的血清褪黑素浓度，提示光照暴露、昼夜节律和近视之间可能存在联系。同时，褪黑素可明显增加脑内 γ- 氨基丁酸的含量，后者促进合成多巴胺，对睡眠觉醒周期的调节具有极其重要的作用。通常多巴胺合成在白天达到高峰，褪黑素分泌在晚上达到高峰。研究发现，多巴胺可能通过增加户外活动时间调节生理周期增加对近视的保护作用。睡前暴露在高水平光照下，可能使视网膜多巴胺能通路激活，导致眼轴轴向伸长。当前儿童生活夜型化，入睡前在灯光下学习、看电视、看手机等光线信号会刺激视交叉上核的生物钟母钟（又称主钟或中枢钟），从而抑制褪黑素的分泌，产生睡眠障碍，与睡眠不足共同引起外周生物钟（包括视网膜生物钟）紊乱，进而影响视网膜昼夜节律。研究发现，蓝光是褪黑素的最强抑制光，儿童瞳孔的孔径大于老年人，水晶体的透光率又高。因此光对儿童的褪黑素的抑制作用很大，晚间低照度下，儿童褪黑素比成人低 2 倍以上；在高照度下，儿童褪黑素近乎完全抑制。

对儿童青少年近视防控的动物实验和人群观察性研究认为，视网膜内源性昼夜节律是眼球屈光发育的基础，而睡眠不足和睡眠障碍可能会引发视网膜昼夜节律紊乱从而引起近视。减少夜间环境照明可能会提高昼夜节律信号从而增强白天户外阳光照射对近视的保护作用，因此，父母在夜间应尽可能为儿童提供全黑暗的睡眠环境。同时，学业压力过大也会引起入睡困难、失眠等睡眠障碍，睡眠不足和睡眠障碍共同造成了儿童青少年昼夜节律紊乱，两者形成恶性循环，加重儿童近视进展。

（三）其他生物学机制

有学者提出，睡眠期间睫状肌静止放松状态可能预防或减轻近视的进展。夜间光线的刺激不利于睫状肌的放松，可能导致近视发展。0～13 岁是近视形成的高峰期。此年龄段的孩子若睡眠不足，交感与副交感神经功能失去平衡，造成眼睫状肌的调节功能紊乱，易导致近视。有研究认为，儿童的睡眠不足可引起视疲劳，动眼神经核起着很大的作用，睡眠分为快速眼动睡眠期和非快速眼动睡眠期，在快速眼动睡眠期，动眼神经核控制眼肌运动和瞳孔大小。

四、小结

目前近视患病率呈现"低龄化"趋势，尽早发现青少年视力问题并采取措施加以干预，是全社会共同关注的问题。影响儿童近视的因素较多，主要为遗传因素、生活及用眼习惯两大方面。睡眠不足和睡眠障碍可能会影响儿童青少年屈光发育，最终导致近视的发生。

（易全勇 蒋丹捷）

参考文献

[1] 陶芳标. 儿童少年卫生学. 8 版. 北京：人民卫生出版社，2017.

[2] 李生慧. 将睡眠纳入儿童青少年发育与健康评价体系. 中国学校卫生，2021，42（6）：805-809.

[3] ZHOU Y,ARIS I M,TAN S S,et al. Sleep duration and growth out-comes across the first two years of life in the GUSTO study. Sleep Med,2015,16(10):1281-1286.

[4] 李秋婵，林睿，彭琼. 清远市清城区 3～6 岁儿童睡眠习惯及其与生长发育的相关性. 海南医学，2021，32（24）：3213-3216.

[5] 徐珊珊，李明辉，王琦，等. 长春市某小学 6～11 岁儿童生长发育状况的问卷调查. 中华健康管理学杂志，2013，7（4）：221-225.

[6] 张亚钦，武华红，宗心南，等. 中国九城市七岁以下儿童生长迟缓影响因素的调查. 中华儿科杂志，2021，59（9）：743-751.

[7] 侯瑾，康全清，郑国玺. 儿童阻塞性睡眠呼吸暂停低通气综合征与生长发育迟缓的关系. 中华耳鼻咽喉头颈外科杂志，2008，43（3）：174-178.

[8] 雷玥，黄燕，曹文婷，等. 学龄前儿童睡眠与生长发育相关性研究进展. 海南医学，2021，32（22）：2973-2976.

[9] 田红梅，张卉. 睡眠呼吸障碍对儿童体格及智能发育的影响. 实用临床医药杂志，2016，20（24）：69-72.

[10] 吴盼婷，许志飞. 儿童阻塞性睡眠呼吸暂停综合征对认知功能影响的研究进展. 中华儿科杂志，2021，59（3）：254-256.

[11] 曾莉君，陈爱欢. 儿童睡眠呼吸障碍对认知行为功能的影响. 中华儿科杂志，2014，52（11）：836-839.

[12] 吴优，乔晓红. 持续睡眠时间不足对儿童健康影响的研究进展. 中国学校卫生，2018，39（10）：1596-1600.

[13] 沈晓明，江帆，李生慧，等. 睡眠对儿童生长发育影响的研究及其应用. 上海交通大学学报（医学版），2012，32（9）：1209-1213.

[14] 王连稹，孙奎立. 晚睡对儿童身心发育影响的研究进展. 中国学校卫生，2021，42（6）：944-949.

[15] 魏蜀颖. 学龄前儿童睡眠障碍发生率及影响因素分析. 世界睡眠医学杂志，2018，5（6）：686-688.

[16] 吴优，乔晓红. 持续睡眠时间不足对儿童健康影响的研究进展. 中国学校卫生，2018，39（10）：1596-1600.

[17] BONDOPADHYAY U,DIAZ-ORUETA U,COOGAN AN. A systematic review of sleep and circadian rhythms in children with attention deficit hyperactivity disorder. J Atten Disord, 2022,26(2):149-224.

[18] WANG Y,LIN J,ZENG Y,et al. Effects of sleep disturbances on behavioral problems in preschool children with autism spectrum disorder. Front Psychiatry,2021,11:559694.

[19] MAQUET P. The role of sleep in learning and memory. Science,2001,294(5544):1048-1052.

[20] WAN XY,ZHAO WR,WU XR,et al.The brain imaging studies of obstructive sleep apnea: evidence from resting-state EEG and fMRI. Sheng Li Xue Bao,2019,71(5):760-768.

[21] JACKSON ML,HOWARD ME,BARNES M. Cognition and daytime functioning in sleep-related breathing disorders. Prog Brain Res,2011,190:53-68.

[22] CZARNECKI P,LIN J,ATON SJ,et al. Dynamical mechanism underlying scale-free network reorganization in low acetylcholine states corresponding to slow wave sleep. Front Netw Physiol,2021,1:759131.

[23] NICOLAS J,KING BR,LEV.ESQUE D,et al. Sigma oscillations protect or reinstate motor memory depending on their temporal coordination with slow waves. Elife,2022,11:e73930.

[24] van SCHALKWIJK FJ,SAUTER C,HOEDLMOSER K,et al. The effect of daytime napping and full-night sleep on the consolidation of declarative and procedural information. J Sleep Res,2019,28(1):e12649.

[25] KUULA L,PESONEN A K,HEINONEN K,et al. Naturally occurring circadian rhythm and sleep duration are related to executive functions in early adulthood. J Sleep Res. 2018,27(1): 113-119.

[26] 邢淑芬，李倩倩，高鑫，等.不同睡眠时间参数对学前儿童执行功能的差异化影响.心理学报，2018，50（11）：1269-1281.

[27] REYNAUD E,VECCHIERINI MF,HEUDE B,et al. Sleep and its relation to cognition and behaviour in preschool-aged children of the general population:a systematic review. J Sleep Res. 2018,27(3):e12636.

[28] BURKE TA,HAMILTON JL,SEIGEL D,et al. Sleep irregularity and nonsuicidal self-injurious urges and behaviors.Sleep,2022,45(6):zsac084.

[29] 刘之旺，张文武，程芳，等.宁波市中学生 ADHD 症状及相关睡眠紊乱调查.中国公共卫生，2016，32（6）：774-777.

[30] BARTAKOVICOVA K,KEMENYOVA P,BELICA I,et al. Sleep problems and 6-sulfatoxymelatonin as possible predictors of symptom severity,adaptive and maladaptive behavior in children with autism spectrum disorder. Int J Environ Res Public Health, 2022,19(13):7594.

[31] DABELEA D,MAYERDAVIS E J,SAYDAH S,et al. Prevalence of type 1 and type 2 diabetes,2001 to 2009. JAMA,2014,311(17):1778-1786.

[32] 董彦会，王政和，杨忠平，等 . 中国儿童青少年糖尿病患病率 Meta 分析 . 中国学校卫生，2016（11）:1676-1679.

[33] 黎君君 . 儿童糖尿病的流行病学研究近况 . 内科，2015，10（3）:389-392.

[34] 曾华蓉，叶向荣，刘超 . 睡眠与糖脂代谢关系的研究进展 . 国际内分泌代谢杂志，2019，39（2）：91-96.

[35] 中国肥胖问题工作组 . 中国学龄儿童青少年超重、肥胖筛查体重指数值分类标准 . 中华流行病学杂志，2004，25（2）：97-102.

[36] 马冠生，杜松明，房红芸，等 . 中国 7～18 岁学龄儿童青少年腰围界值点研究 . 中华流行病学杂志，2010，31（6）：609-615.

[37] 林任，徐丽娟，唐世琪 . 儿童青少年肥胖与睡眠不足关系的研究进展 . 中华健康管理学杂志，2021，15（3）：305-307.

[38] 王烁，董彦会，王政和，等 . 1985—2014 年中国 7～18 岁学生超重与肥胖流行趋势 . 中华预防医学杂志，2017，51（4）：300-305.

[39] DENG X,HE M,HE D,et al. Sleep duration and obesity in children and adolescents:evidence from an updated and dose-response meta-analysis. Sleep Med,2021,78:169–181.

[40] 中华医学会糖尿病学分会 . 中国 2 型糖尿病防治指南（2017 年版）. 中国实用内科杂志，2018，10（1）:4-67.

[41] 中华医学会儿科学分会内分泌遗传代谢学组，中华儿科杂志编辑委员会 . 中国儿童 1 型糖尿病标准化诊断与治疗专家共识（2020 版）. 中华儿科杂志，2020，58（6）：447-454.

[42] PATEL SR,ZHU X,STORFER-ISSER A,et al. Sleep duration and biomarkers of inflammation. Sleep,2009,32(2):200–204.

[43] PRABHAKAR NR,PENG YJ,NANDURI J. Hypoxia-inducible factors and obstructive sleep apnea. J Clin Invest,2020,130(10):5042–5051.

[44] WU Y,GONG Q,ZOU Z,et al. Short sleep duration and obesity among children:a systematic review and meta-analysis of prospective studies. Obes Res Clin Pract, 2017,11(2):140-150.

[45] 倪鑫 . 中国儿童阻塞性睡眠呼吸暂停诊断与治疗指南（2020）. 中国循证医学杂志,2020, 20（8）:883-900.

[46] TAN HL,GOZAL D,KHEIRANDISH-GOZAL L. Obstructive sleep apnea in children:a

critical update. Nat Sci Sleep,2013,5:109-123.

[47] MARCUS CL,BROOKS LJ,DRAPER KA,et al. Diagnosis and management of childhood obstructive sleep apnea syndrome. Pediatrics,2012,130(3):e714-755.

[48] ANDERSEN IG,HOLM JC,HOMØE P. Obstructive sleep apnea in obese children and adolescents,treatment methods and outcome of treatment-a systematic review. Int J Pediatr Otorhinolaryngol,2016,87:190-197.

[49] LI AM,SO HK,AU CT,et al. Epidemiology of obstructive sleep apnoea syndrome in chinese children:a two-phase community study. Thorax,2010,65(11):991-997.

[50] NANCY CANTEYBANASIAK,MSN,PPCNP-BC. Understanding the relationship between asthma and sleep in the pediatric population. J Pediatric Health Care,2016,30(6) :546-555.

[51] GINIS T,AKCAN FA,CAPANOGLU M,et al. The frequency of sleep-disordered breathing in children with asthma and its effects on asthma control. J Asthma,2017 ,54(4):403-410.

[52] ZANDIEH SO,CESPEDES A,CIARLEGLIO A,et al.Asthma and subjective sleep disordered breathing in a large cohort of urban adolescents. J Asthma,2017,54(1):62-68.

[53] PUTHALAPATTU S,IOACHIMESCU OC. Asthma and obstructive sleep apnea:clinical and pathogenic interactions. J investing med,2014,62(4) :665-675.

[54] YOLTON K,XU Y,KHOURY J,et al. Associations between secondhand smoke exposure and sleep patterns in children. Pediatrics,2010,125(2) :e261-268.

[55] KHAYAT R,PLEISTER A. Consequences of obstructive sleep apnea:cardiovascular risk of obstructive sleep apnea and whether continuous positive airway pressure reduces that risk. Sleep Med Clin,2016,11 (3):273-286.

[56] 马淑婧，羊柳，赵敏，等 .1991—2015 年中国儿童青少年血压水平及高血压检出率的变化趋势 . 中华流行病学杂志，2020，41（2）：178-183.

[57] 中国高血压防治指南修订委员会 . 中国高血压防治指南（2018 年修订版）. 中国心血管杂志，2019，24（1）：24-56.

[58] QUIST JS,SJÖDIN A,CHAPUT JP,et al. Sleep and cardiometabolic risk in children and adolescents. Sleep Med Rev,2016,29:76-100.

[59] JIANG W,HU C,LI F,et al. Association between sleep duration and high blood pressure in adolescents:a systematic review and meta-analysis. Ann Hum Biol,2018,45(6-8):457-462.

[60] 黄贵民，侯冬青，高爱钰，等 . 北京市 6 ~ 16 岁儿童青少年睡眠状况与高血压的关联分析 . 中华预防医学杂志，2018，52（11）:1136-1139.

[61] BRYARLY M,PHILLIPS LT,FU Q,et al. Postural orthostatic tachycardia syndrome:JACC focus seminar. J Am Coll Cardiol,2019,73(10):1207-1028.

[62] 瞿佳，吕帆，徐良德．切实做好儿童青少年近视眼防控工作．中华眼科杂志，2019，55（2）：81－85.

[63] XU L,WANG Y,LI Y,et al. Causes of blindness and visual impairment in urban and rural areas in Beijing:the Beijing eye study. Ophthalmology,2006,113(7):1134.el-11.

[64] 王炳南，王丽娟，陈如专，等．儿童青少年睡眠与近视关系的研究进展．中国学校卫生，2020，41（2）:4.

[65] WEI S,LI SM,LIU L,et al. Sleep duration,bedtime,and myopia progression in a 4-year follow-up of Chinese children:the anyang childhood eye study. Invest Ophthalmol Vis Sci,2020,61(3):37.

[66] HOLDEN BA,FRICKE TR,WILSON DA,et al. Global prevalence of myopia and high myopia and temporal trends from 2000 through 2050. J Ophthalmol,2016,123(5):1036-1042.

[67] ABBOTT KS,QUEENER HM,OSTRIN LA,et al.The ipRGC-driven pupil response with light exposure,refractive error,and sleep. Optom Vis Sci,2018,95(4):323-331.

[68] 国家卫生计生委．0 岁～5 岁儿童睡眠眼卫生指南：WS/T 579-2017. 2018-04-01.

[69] 朱之文．准确把握《义务教育学校管理标准》的内涵要义．人民教育，2018（1）:12-14.

[70] HIRSHKOWITZ M,WHITON K,ALBERT SM,et al. National sleep foundation's sleep time duration recommendations:methodology and results summary. Sleep Health,2015,1(1):40-43.

[71] 唐国栋，宋继科，解孝锋，等．光照对屈光发育的影响研究．国际眼科杂志，2021，21（4）：636-639.

[72] JIANG Y,ZHU Z,TAN X,et al. Effect of repeated low-level red- light therapy in myopia control in children:a multicenter randomized controlled trial.Ophthalmology,2022,129(5):509-519.

[73] HUNG LF,ARUMUGAM B,SHE Z,et al. Narrow-band,long- wavelength lighting promotes hyperopia and retards vision-induced myopia in infant rhesus monkeys. Exp Eye Res,2018,176:147-160.

[74] AYAKI M,TORII H,TSUBOTA K,et al.Decreased sleep quality in high myopia children. Sci Rep,2016,6(1):33902.

[75] FLANAGAN SC,COBICE D,RICHARDSON P,et al. Elevated melatonin levels found in young myopic adults are not attributable to a shift in circadian phase. Invest Ophthalmol Vis Sci,2020,61 (8):45.

[76] RAYAPOULIE A,GRONFIER C,FORHAN A,et al. Longitudinal association between sleep features and refractive errors in preschoolers from the EDEN birth-cohort.Sci Rep,2021, 11(1):9044.

[77] KUMAR S,GUPTA N,VELPANDIAN T,et al. Myopia,melatonin and conjunctival ultraviolet autofluorescence:a comparative cross-sectional study in indian myopes. Curr Eye Res,2021, 46(10):1474-1481.

[78] LIU XN,NADUVILATH TJ,WANG J,et al. Sleeping late is a risk factor for myopia development amongst school-aged children in China. Sci Rep,2020,10(1):17194.

第三章

儿童睡眠的评估

第一节　儿童睡眠的临床评估

从婴儿期到青春期，大脑一直处于高速的发展变化中，睡眠行为的建立依赖于大脑的成熟。新生儿的睡眠状态可以分为活跃睡眠、安静睡眠和不确定态睡眠。在生命第一年的下半年，婴儿的安静态睡眠逐渐转变为非快速眼动（NREM）睡眠，并逐步分化为 3 个阶段，而活跃睡眠则逐渐转变为快速眼动（REM）睡眠。睡眠时长随着年龄增长逐渐缩短，昼夜节律则逐渐建立，同时睡眠结构和睡眠周期也存在快速变化：NREM 睡眠占总睡眠时长的比例从出生时的 50% 下降为成年后的 25%，深度睡眠占总睡眠时长的比例在儿童早期达到顶峰后逐渐下降，睡眠周期也从婴儿期的约 50min 逐渐增加为成人期的 90 ~ 110min。

儿童就诊不像青少年和成人那样，可以清晰地报告自己的睡眠状况及对睡眠的主观满意程度，因此医生对儿童睡眠问题的判断很大程度上依靠家长对儿童睡眠行为的观察。对儿童睡眠行为的评估要注意以下几点：

首先参考儿童的发育水平，知道不同年龄阶段睡眠的需求。

其次，睡眠行为是逐步成熟的，儿童的心理还不成熟，睡眠行为容易受到心理和环境因素的影响。在发展过程中偶尔出现、并不影响功能和发育的睡眠行为问题应视作正常的发展现象。例如儿童期偶尔出现的夜惊、磨牙等睡眠问题。

评估家长报告的可靠性，在医生对家长提供的信息怀疑的时候，可以建议家长做儿童的睡眠记录或提供视频资料。特别是对养育比较焦虑的家长，家长会过度担心孩子的睡眠不足而影响身体健康，因此倾向对孩子睡眠的过高要求。

由于儿童睡眠问题的影响因素较多，在临床评估儿童睡眠问题时需要全面了解以下几方面：①睡眠问题的持续时间及表现形式，睡眠环境及家庭作息时间，药物或食物偏好，睡眠问题对功能和发育水平的影响；②儿童的心理发育状况，躯体状况，可能的心理应激因素及父母养育方式的影响；③体格检查及精神状态的检查以及客观的睡眠监测。

一、临床资料收集

（一）起病与病程

夜惊、睡行、梦呓及梦魇等睡眠行为问题及发作性睡病，呈发作性、间歇性特征，发作不频繁的情况下对日间的功能影响较小。睡眠呼吸暂停、睡眠-觉醒节律紊乱及失眠等睡眠问题常常起病缓慢，病程持续，通常导致日间嗜睡、精神不集中，影响学习。

（二）症状特征

是否伴有肢体运动、意识障碍、呼吸变化及活动改变。磨牙、夜惊、梦呓等睡眠问题发生在 NREM 期，常伴有咀嚼肌及其他肢体的活动，而猝倒型发作性睡病是 REM 期异常，常伴有肌张力低下。梦魇常发生于睡眠的后 1/3 时间段，易被唤醒，醒后定向力立即清晰，对梦中的情景能清楚地回忆。夜惊、睡行、梦呓常发生于夜间睡眠的前 1/3 段，常伴有意识朦胧，双目凝视，难以唤醒等现象，并在次日不能回忆，夜惊时表情惊恐，伴有呼吸急促、心率加快及出汗等自主神经功能紊乱。睡眠呼吸暂停综合征表现在睡眠时呼吸暂停、打鼾，每次持续 10s 左右，一夜超过 30 次，粗大鼾声，呼吸暂停指数平均每小时暂停 + 低通气超过 5 次。夜惊、睡行症常常有从床上起身，甚至起床活动等行为，因为伴有意识朦胧，需要关注患者的安全。

（三）日间活动与功能

持续的睡眠紊乱及频繁发作的睡眠行为问题往往影响日间的活动与功能，表现为精神萎靡，嗜睡，注意力不集中，对活动的兴趣减退，年长的儿童青少年能主动报告对睡眠问题的焦虑。严重的睡眠问题可能会导致严重的性格变化及生长发育方面的延缓。例如变得幼稚、容易生气、发脾气、难以安慰；出现夜间遗尿，身高、体重发育延缓。

（四）睡眠问题相关伴随症状

1. 情绪症状 与失眠、睡眠觉醒节律紊乱最相关的是儿童青少年情绪症状。除了对失眠本身的预期性焦虑，还需要评估其他焦虑和抑郁情绪是否影响睡眠，评估这些情绪症状是否达到焦虑障碍、抑郁障碍、双相障碍等疾病诊断。入睡困难常是焦虑障碍的表现之一，例如分离性焦虑，常常不能单独入睡，害怕和照料人分开。广泛性焦虑、社交焦虑及恐怖性焦虑因为情绪因素也常常有入睡困难表现。早醒常是抑郁症状的特征性表现，如果早醒时间比平常醒来时间超过 2h，伴有日间情绪低落、兴趣减退、精力下降等抑郁症核心症状，同时伴有消极的想法、自我评价下降、食欲等生理功能变化，需要仔细评估是否有抑郁症状。日间嗜睡及睡眠 - 觉醒节律紊乱也需要评估是否有焦虑抑郁症状，例如有焦虑、抑郁等疾病的孩子，因为回避上学及日间的活动，会出现日夜颠倒，或白天嗜睡的情况。

2. 神经发育性障碍有关症状 在注意缺陷多动障碍、孤独症谱系障碍及智力低下等神经发育性疾病的患者中，有比较多的睡眠问题，以睡眠行为问题及异态睡眠为主，例如夜惊、睡行、夜醒、睡眠启动相关障碍、磨牙症、梦魇、失眠、阻塞性睡眠呼吸暂停、睡眠中的周期性肢体运动、不宁腿综合征等。因此需要了解儿童的发育情况，包括了解发育早期语言、运动和社交发展情况，对学龄期的儿童要收集学业水平、上课注意力表现，是否有好动及与同伴交流困难等情况。如怀疑相关神经发育障碍，须按诊疗指南进一步确定相关症状。

3. 躯体疾病及药物使用史 发作性睡病及频繁发生的夜惊、睡行等异态睡眠，需要排除癫痫等神经系统疾病，需要了解以往是否有惊厥及抽搐发作史。如存在神经系统疾患可能史，建议脑影像学检查及脑电图检查排除。呼吸道阻塞性疾病可能导致呼吸暂停，需要了解是否有哮喘、扁桃体肥大、腺样体肥大病史。甲状腺功能亢进等内分泌代谢等疾病也可能影响睡眠，对儿童青少年患者的睡眠紊乱需要全面了解躯体疾病史。止咳及多动症药物可能有中枢神经兴奋作用，需要了解患者的药物使用史。

（五）影响睡眠的相关因素

1. 环境因素 家庭作息习惯：儿童就寝时间往往决定于家长的入睡习

惯，近年来，儿童睡眠时长缩短，很多与家长入睡时间推迟有关。尤其陪儿童入睡的家长上床后使用手机，影响儿童的入睡。生活环境的变动：睡眠紊乱前是否有搬家，更换居住环境，儿童对环境变化比较敏感，需要更长的时间适应。睡眠的环境：居室是否有温度过高过低、过于干燥、通风条件差等特点。

2. **心理生理因素** 评估儿童的气质特征。气质是婴儿与生俱来的神经类型，按婴儿活动度、生活的节律、适应性、神经反应强度及趋避性可将儿童分为易养型、启动缓慢型及难养型，启动缓慢型适应环境变化速度慢，难养型儿童生活节律性差，晚上哭闹多，敏感，易病。启动缓慢型与难养型儿童容易出现睡眠问题，而且影响养育者的情绪体验。

评估睡眠紊乱前是否有心理应激事件，包括家庭中是否遭遇重大的生活事件，是否有父母离异、争吵，主要照料人更换等因素；是否在家庭及学校中遭遇严厉惩罚、学业失败、同伴关系失败等重要心理应激事件；是否面临养育或发展的转折点，例如断奶期、分床期、初入幼儿园、幼小衔接期及初次入校住宿等情况。

评估患者是否有过分肥胖、营养不良等情况，了解是否有兴奋性食物偏好，例如茶、咖啡、巧克力、可乐等。

3. **父母养育方式** 父母的养育方式与儿童气质及其躯体健康状况有关，如体弱多病的孩子，父母更加焦虑孩子的进食、睡眠等生理状态，养育过程中过分关注孩子的睡眠情况，采用强迫、威胁的方式让孩子入睡，这种方式反而增加孩子的心理压力，无法正常入睡。当养育方式存在问题时，对年幼儿童要评估患者是否为不安全的依恋类型，导致幼儿过分焦虑。对年长的儿童，父母的过分控制是否导致产生了对抗性的行为，以拒绝入睡、过度使用手机等方式对抗家长。

二、临床检查

（一）精神状态检查

通过医生的访谈，确定睡眠问题的主要特征、病程以及患者的主观感受。例如对睡眠期发生的行为问题，可以尝试让孩子回忆，了解睡眠行为发生时是否伴有意识障碍，是否伴有肢体瘫软无力，是否伴有幻觉及不真实感等体验。对失眠的患者要具体询问睡眠质量不佳的体验（入睡困难、早醒、睡眠维持困难、多梦等）。询问日间功能，是否有注意力不集中等问题。如伴有情绪症状及神经发育性障碍有关症状，要进一步完成相应的精神检查。

对于怀疑有神经发育性疾病的儿童，需要评估是否存在认知、情绪、社会发展等方面的异常。例如对于孤独症谱系障碍患儿，主要观察互动过程中语言表达、理解是否正常，能否建立目光接触，情感互动。智力障碍等儿童可以通过测试了解患者是否达到年龄相应的智力水平。注意缺陷多动障碍的儿童主要观察是否存在注意力不集中，过分好动等行为特征。

有情绪症状的年幼儿童一般在陌生的环境里表现为烦躁，哭闹，坐立不安，紧紧靠着依恋对象。对年长的儿童青少年可通过交谈，了解是否伴有焦虑、抑郁情绪及相关心理因素。

（二）体格检查

如果怀疑睡眠问题与生理因素及躯体疾病有关，需要认真地完成体格检查。重点观察呼吸道阻塞有关的体征，包括检查体重指数，扁桃体及腺样体。检查是否有颅面发育异常，颅面发育异常在中度以上智力低下儿童中比较常见。如怀疑癫痫等神经系统疾病、甲状腺功能下降等躯体疾病，需要进一步完成脑影像学、脑电图及甲状腺功能检查。

三、主观测量工具

简便易行的睡眠量表和问卷不仅是早期发现儿童睡眠问题和家长不良睡眠养育行为的重要手段，也是实现早期干预的前提，适宜推广应用。根据文献检索发现，对儿童睡眠进行评估的主观测量工具多达数十种。对年龄较小儿童睡眠问题的量表工具主要由父母评定，包括睡眠类型量表、BEARS 睡眠筛查工具、儿童睡眠问卷及儿童睡眠习惯问卷等。具备较好阅读能力的大龄儿童及青少年可以通过匹兹堡睡眠质量指数问卷等主观测量工具进行自评。

四、睡眠监测

对睡眠问题的监测工具主要包括多导睡眠监测（PSG）、便携式睡眠监测及体动记录仪等。PSG 是指在睡眠中连续同步监测脑电、眼电、肌电、口鼻气流、胸腹运动、血氧、心电、腿动、体位、同步视频和音频等多项生物电变化和生理活动，进行睡眠障碍诊断和睡眠生理研究的一项技术，通常只有在临床有明显提示的基础上才考虑做 PSG。PSG 是儿童睡眠呼吸障碍疾病诊断的重要标准，也能为发作性睡病、睡行症、夜惊症、梦魇等睡眠相关疾病提供重要的诊断依据。睡眠监测的内容包括睡眠时程和结构、呼吸事件、血氧饱和度、心电图、肢体运动等。

（一）睡眠时程结构

睡眠时程包括总睡眠时长、总唤醒时长、入睡后清醒时长、睡眠效率、入睡潜伏期、非快速眼动睡眠期、快速眼动睡眠期、各睡眠期总持续时间和百分比、睡眠开始后的觉醒次数和时间、微觉醒指数等。

（二）呼吸事件

呼吸事件包括呼吸暂停指数、阻塞性呼吸暂停指数、中枢性呼吸暂停指数、混合性呼吸暂停指数、低通气指数、呼吸暂停低通气指数、呼吸努力相关觉醒指数，平卧位、侧卧位和仰卧时上述各种呼吸事件指数、REM 期和 NREM 期上述各种呼吸事件指数、最长呼吸暂停持续时间、最长低通气持续时间、鼾声次数、鼾声指数、血氧饱和度下降指数、最低血氧饱和度值等。

（三）肢体运动情况

肢体运动情况包括周期性肢体运动（periodic limb movement，PLM）和周期性肢体运动指数（periodic limb movement index，PLMI）、周期性肢体运动伴脑电觉醒指数。

（四）其他相关情况

其他相关情况还有心律失常、痫性放电等。

五、常见儿童青少年睡眠障碍的诊断原则

（一）失眠症

必须具备以下临床特征，并排除由其他精神心理问题引起的睡眠问题：

1. 主诉入睡困难，或是难以维持睡眠，或是睡眠质量差。
2. 这种睡眠紊乱每周至少 3 次并持续 1 个月以上。

3. 日夜专注于失眠,过分担心失眠的后果。

4. 睡眠量和 / 或质的不满意引起了苦恼或影响了日间功能。

(二)嗜睡症

定义为白昼的睡眠过多及睡眠发作,或醒来时达到完全觉醒状态的过渡时间延长的一种状况。但并非由于夜间睡眠不足引起的。具备以下临床特征:

1. 白天睡眠过多或睡眠发作,无法以睡眠不足来解释。或者醒来后达到完全清醒状态的时间延长。

2. 每天出现睡眠紊乱,时间超过 1 个月;或者反复短暂发作,已经造成学习、生活的功能的损害。

3. 缺乏发作性睡病的附加症状(如猝倒、睡眠麻痹、入睡前幻觉)或睡眠呼吸暂停的临床证据。

4. 排除可表现出日间嗜睡症状的神经科或内科问题。

(三)睡眠 – 觉醒节律障碍

定义为人体睡眠 - 觉醒节律与环境所允许的睡眠 - 觉醒节律之间不同步,从而导致失眠或嗜睡。具备以下临床特征:

1. 个体的睡眠 - 觉醒形式与正常情况下大多数人所认可的睡眠 - 觉醒节律不同步。

2. 在主要的睡眠时相失眠,在应该清醒时嗜睡,这种情况几乎天天发生并持续 1 个月以上,或者在短时间内反复出现。

3. 睡眠量、质及时序的不满意状态使患者深感痛苦,或影响了正常的功能。

(四)异态睡眠

定义为在入睡时、睡眠期间或从睡眠中觉醒时发生的非自主性躯体行为或体验。按发生时相,主要包括 NREM 时相相关异态睡眠(如睡行症、睡惊症)以及 REM 期行为障碍(如梦魇)。这些异常已经导致严重的痛苦,或者日常功能的损害,并且不能用药物及其他躯体疾病解释。

1. 非快速眼动睡眠时相相关异态睡眠需要具备的特征

(1)反复发作的从睡眠中不完全觉醒:通常出现在睡眠周期的前 1/3,伴有以下症状之一。①睡行：反复发作的睡觉时从床上起来或走动，发作时面无表情、目不转睛；对于他人的沟通或唤醒没有反应；②睡惊：反复发作的从睡眠中突然觉醒，通常伴有惊恐的尖叫，伴有自主神经唤起的体征，如瞳孔扩大、心动过速、呼吸急促、出汗。

（2）没有或很少有梦境能被回忆起来。

（3）存在对发作的遗忘。

（4）PSG 监测：发作期脑电可见短暂的 δ 活动，N1 期 θ 波；反复出现微睡眠现象或弥漫的、几乎无反应的 α 波节律。

2. 快速眼动睡眠时相相关异态睡眠需要具备的特征

（1）发生于睡眠后半段，觉醒后梦境可以回忆。

（2）主要症状：①快速眼动睡眠行为异常，表现为 REM 期肌张力失弛缓，常伴有暴力性梦境扮演行为，PSG 下可见肢体异动及肌张力失弛缓；②梦魇障碍，表现为反复出现高度烦躁不安的梦境，体验真实，觉醒后能描述梦境。

（五）儿童阻塞性睡眠呼吸暂停综合征

儿童阻塞性睡眠呼吸暂停综合征指儿童睡眠过程中频繁发生的部分或完全的上气道阻塞，干扰儿童的正常通气和睡眠结构而引起的一系列病理生理变化。最常发生于学龄前期（与腺样体和扁桃体肥大相关）和青少年期（与肥胖相关）。睡眠障碍国际分类第 3 版（ICSD-3）的诊断标准必须同时满足以下标准：

1. 至少存在以下一项症状 ①打鼾；②睡眠期间存在呼吸费力、矛盾或阻塞性呼吸；③嗜睡、多动、行为问题或学习问题。

2. PSG 证实存在以下一项或两项 ①每小时睡眠发生阻塞性、混合性呼吸暂停或低通气事件 ≥ 1 次；②阻塞性肺泡低通气形式：至少 25% 睡眠时间内存在高碳酸血症（$PaCO_2 > 50mmHg$），并伴随至少以下一项：a. 打鼾；b. 鼻压力信号吸气波形扁平；c. 胸腹矛盾运动。

（六）发作性睡病

发作性睡病定义为短时间内不自主的短暂反复睡眠发作为特征的一种睡眠病理情况。典型临床四联症包括白天过度嗜睡、猝倒、入睡前幻觉、睡眠瘫痪，常有夜间睡眠紊乱。发作性睡病根据是否有猝倒发作分为 1 型和 2 型。

1. ICSD-3 发作性睡病 1 型的诊断标准　须同时满足以下标准：

（1）每天出现难以克制的困倦欲睡和非预期的白天入睡，持续至少 3 个月。

（2）出现以下 1 项或 2 项条件：①有猝倒发作。多次小睡潜伏试验（multiple sleep latency test，MSLT）显示平均睡眠潜伏期 ≤ 8min，且出现 ≥ 2 次睡眠起始 REM 睡眠期。前夜 PSG 中出现入睡期 REM 睡眠（sleep onset REM period，SOREMP）可以替代 1 次白天 MSLT 中的 SOREMP。②免疫反应法检测脑脊液中下丘脑分泌素 1（hypocretin1，Hcrt-1）浓度 ≤ 110pg/mL 或 < 正常参考值的 1/3。

2. 发作性睡病 2 型的诊断标准　必须同时满足以下标准：

（1）每天存在难以克制的困倦欲睡和非预期的白天入睡，症状持续至少 3 个月。

（2）平均睡眠潜伏期 ≤ 8min，且出现 ≥ 2 次 SOREMP。前夜 PSG 中出现 SOREMP 可以替代 1 次白天 MSLT 中的 SOREMP。

（3）无猝倒发作。

（4）脑脊液中 Hcrt-1 浓度没有进行检测，或免疫反应法测量值 > 110pg/mL 或 > 正常参考值的 1/3。

（5）嗜睡症状和 / 或 MSLT 结果不能用其他睡眠障碍如睡眠不足、阻塞性睡眠呼吸暂停综合征、睡眠时相延迟、药物或物质的使用或撤除所解释。

（6）如果患者随后出现猝倒发作；或者后来检测脑脊液中 Hcrt-1 浓度 ≤ 110pg/mL 或 < 正常参考值的 1/3，应重新诊断为发作性睡病 1 型。

六、小结

儿童睡眠问题大都与行为问题有关，且相互影响，同时又与社会、家庭环境因素有关。所以，全面了解儿童的疾病史十分重要。一般情况下，体格检查所能提供的评估诊断信息可能有限，但若病史提示有嗜睡症存在，那么体格检查对于明确诊断还是有重要意义的。除了一些特殊原因，如儿童过度嗜睡、不明原因的睡眠不安、睡眠相关运动行为异常或怀疑存在睡眠相关呼吸系统疾病，睡眠实验室诊断情况在儿童中应用相对较少。

（张文武　边国林）

第二节 各国的儿童睡眠推荐标准

前面章节已介绍睡眠对儿童的生长发育、生理及心理健康有着非常重要的意义。良好的睡眠有助于恢复体能、消除疲劳，保持机体的免疫功能，有助于生长激素的分泌，促进生长发育；有助于巩固记忆，完善儿童青少年的认知功能；有助于促进儿童青少年的心理健康，帮助缓解紧张、焦虑等不良情绪。然而，睡眠不足、睡眠质量低下等睡眠障碍与儿童发育迟缓、高血压、肥胖、糖尿病等慢性病及焦虑、紧张等不良心理的风险增加有关，而经常缺乏睡眠也容易使儿童免疫力下降、学习成绩下降。

为避免睡眠不足引发的健康风险，促进儿童和青少年健康，针对睡眠时长，近年来一些国家制定了相应的推荐指南。目前关于儿童睡眠的推荐指南也因不同年龄和地区而存在差异，如新生婴儿推荐每天 16 ~ 18h 的睡眠，而随着年龄的增长，推荐睡眠时长会逐渐缩短，学龄阶段儿童可能需要每天 11 ~ 12h 的睡眠，青春期每天 10h，到 16 岁时，每天可能只需 8h。美国睡眠医学会（AASM）于 2016 年首次发布了《AASM 共识声明：儿童人群睡眠量建议》（简称"美国睡眠指南"），以促进儿童和青少年健康，避免睡眠不足引发的健康风险；加拿大制定了《加拿大儿童青少年 24 小时活动指南：融合活动、久坐行为和睡眠》（以下简称"加拿大指南"）；新西兰借鉴了加拿大指南的内容，于 2017 年发布了《少坐、多动、睡好——儿童和青少年活动指南》（以下简称"新西兰指南"）；我国也于 2017 年发布了《0 ~ 5 岁儿童睡眠卫生指南》。本节内容主要对这些主要的睡眠指南进行介绍。

一、美国睡眠医学会推荐指南

美国睡眠医学会（AASM）首次发布了儿童和青少年最佳睡眠时间共识，以促进儿童和青少年健康，避免睡眠不足引发的健康风险。该共识于 2016 年 6 月 13 日发表于 *Journal of Clinical Sleep Medicine*（临床睡眠医学期刊）。具体见表 3-1。在此之前，2015 年美国国家睡眠基金会（NSF）组织专家研究讨论，在最新的研究证据基础上对不同年龄段人群的所需睡眠时长进行修改提议，特别是对原来推荐的 4 月龄至 17 岁的少年儿童出现了较大调整，该更新推荐发表在 *Sleep Health*（睡眠卫生期刊）。具体见表 3-2。

表 3-1 美国 AASM 儿童青少年睡眠推荐标准

年龄段	推荐每天适宜睡眠时长 /h
4 ~ 12 月龄	12 ~ 16（包括小睡）
1 ~ 2 岁	11 ~ 14（包括小睡）
3 ~ 5 岁	10 ~ 13（包括小睡）
6 ~ 12 岁	9 ~ 12
13 ~ 18 岁	8 ~ 10

表 3-2 美国 NSF 儿童青少年睡眠推荐标准

年龄段	推荐每天适宜睡眠时长 /h
0 ~ 3 月龄	14 ~ 17（包括小睡）
4 ~ 11 月龄	12 ~ 15（包括小睡）
1 ~ 2 岁	12 ~ 14（包括小睡）
3 ~ 5 岁	10 ~ 13
6 ~ 13 岁	9 ~ 11
14 ~ 17 岁	8 ~ 10

二、加拿大推荐指南

加拿大于 2014 年启动了《儿童青少年 24 小时活动指南》编制计划。指南由加拿大运动生理学会（Canadian Society for Exercise Physiology，CSEP）和加拿大公共卫生局（Public Health Agency of Canada，PHAC）牵头组织有关机构参与编制，并于 2016 年发布。与加拿大同为英联邦成员的澳大利亚政府参考了这一指南，组织编制了澳大利亚版本，并于 2019 年发布。加拿大指南——《加拿大儿童青少年 24 小时活动指南：融合身体活动、久坐行为和睡眠》内容涵盖了 5 ~ 17 岁儿童青少年的睡眠标准。该指南通过融合儿童青少年的身体活动、久坐行为和睡眠，为儿童青少年生活方式提供了更全面、更科学的指导，其颁布和实施也引起了世界的广泛关注。该指南对儿童青少年的健康睡眠进行了科学推荐，详见表 3-3。

表 3-3　加拿大、澳大利亚儿童青少年睡眠推荐标准

年龄段	推荐每天适宜睡眠时长 /h
5 ~ 13 岁	不间断 9 ~ 11
14 ~ 17 岁	不间断 8 ~ 10

三、新西兰推荐指南

2016 年 1 月，新西兰政府向世界卫生组织终止肥胖委员会（Commission on Ending Childhood Obesity）递交了一份《关于解决肥胖症的若干建议》的报告。为更好地执行这一报告，新西兰卫生部于 2017 年发布了《少坐、多动、睡好——儿童和青少年活动指南》（*Sit Less, Move More, Sleep Well—Physical Activity Guidelines for Children and Young People*）。新西兰指南借鉴了加拿大指南内容，适用于新西兰所有健康或残疾的儿童、青少年（0 ~ 17 岁），基础教育阶段的儿童青少年按照受教育层次又细分为 2 个阶段，儿童为 5 ~ 13 岁（包括 5 岁和 13 岁），青少年为 14 ~ 17 岁（包括 14 岁和 17 岁）。该指南的主要内容是让儿童家长了解"少坐、多动、睡好"在孩子学习和生活中的重要性，并鼓励卫生和教育从业人员积极参与，做孩子的榜样。该指南主要从证据支持的理论研究和可操作性强的实践措施两方面分别来阐释"少坐、多动、睡好"的理念，将睡眠作为预防疾病和促进健康的主要手段。该指南的睡眠推荐标准见表 3-4。

表 3-4　新西兰儿童青少年睡眠推荐标准

年龄段	推荐每天适宜睡眠时长 /h
1 ~ 3 月龄	14 ~ 17
4 ~ 12 月龄	12 ~ 15
1 ~ 2 岁	11 ~ 14
3 ~ 4 岁	10 ~ 13
5 ~ 13 岁	10
14 ~ 17 岁	8 ~ 10

四、沙特阿拉伯推荐指南

2021 年，沙特阿拉伯公共卫生局在 *Annals of Thoracic Medicine*（胸科医

学年鉴期刊）发表了《沙特阿拉伯 24 小时运动实践指南》。其目的是为政策制定者、卫生保健提供者、研究人员、体育专业人员和公众提供科学建议，该指南涵盖人群的各年龄段，内容包括体力活动、静坐和睡眠时长推荐。针对儿童青少年的睡眠推荐标准见表 3-5。

表 3-5　沙特阿拉伯儿童青少年睡眠推荐标准

年龄段	推荐每天适宜睡眠时长 /h
0 ～ 3 月龄	14 ～ 17（优质睡眠）
4 ～ 11 月龄	12 ～ 16（优质睡眠）
1 ～ 2 岁	11 ～ 14（优质睡眠）
3 ～ 5 岁	10 ～ 13（优质睡眠）
6 ～ 12 岁	9 ～ 12（优质睡眠）
13 ～ 17 岁	8 ～ 10（优质睡眠）

五、中国推荐指南

中国现行的学制分为小、中、高 3 级，儿童青少年年龄界定在 6 ～ 18 岁，学龄前儿童年龄为 0 ～ 5 岁。2017 年国家卫生和计划生育委员会发布了《0 岁～5 岁儿童睡眠卫生指南》，该指南对 0 ～ 5 岁学龄前儿童的每天适宜睡眠时长做了推荐。同年，教育部颁布的《义务教育学校管理标准》中对学龄儿童青少年的睡眠时长做出了相应规定（表 3-6）。

表 3-6　中国 0 ～ 5 岁及学龄儿童青少年睡眠推荐标准

年龄段（或学龄段）	推荐每天适宜睡眠时长 /h
0 ～ 3 月龄	13 ～ 18
4 ～ 11 月龄	12 ～ 16
1 ～ 2 岁	11 ～ 14
3 ～ 5 岁	10 ～ 13
小学生	10
初中生	9
高中生	8

（龚清海　许佳颖）

第三节　常用睡眠测量方法与评估量表

睡眠医学常用的评估睡眠状况及用于睡眠疾病诊断的方法包括客观和主观两类。客观的评估方法包括多导睡眠监测、便携式睡眠监测和体动记录，主观的评估方法主要包括各类睡眠相关量表。只有在病史及初步体检的基础上才考虑做一些相应的睡眠评估。本节将主要介绍目前儿童常用的几种睡眠检查或监测、评估方法及其工具。

一、常用客观睡眠检查方法

（一）多导睡眠监测

1. 多导睡眠监测的重要组成部分及采集参数　一个多导睡眠图是由一个有多个记录通道的设备产生的，这个设备包含一个与软件连接的硬件设备，如图 3-1 所示，通过贴附在人体的电极和传感器，采集生物电信号（如脑电图、眼动图、肌电图）、传感器转换来的信号（如口鼻气流和气压变化、胸腹部由呼吸动作产生的机械活动）以及附属设备（如无创正压通气设备）来源的信号，通过放大、滤波及模数转换等环节，对睡眠过程中的生物物理参数进行数字化记录，并将其转变成可以测量和分析的可视化图形。

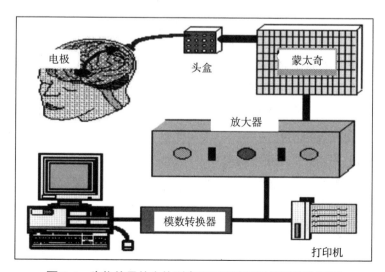

图 3-1　生物信号从人体到多导睡眠仪记录终端的流程图

多导睡眠监测记录的生理指标包括脑电图、眼动电图、肌电图（包括下颌和下肢）、心电图、呼吸气流、胸腹运动、血氧饱和度、肢体运动、体位和音视频（图 3-2）。

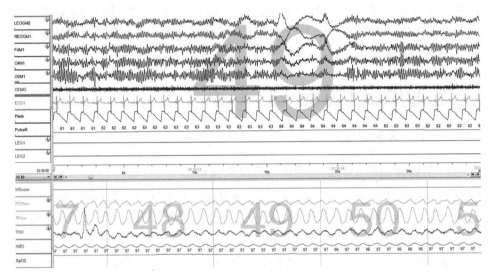

图 3-2　多导睡眠监测数据实例图

2. 多导睡眠监测的应用指征

（1）常规用于睡眠相关呼吸障碍的诊断。

（2）睡眠相关呼吸障碍患者呼吸机治疗的压力滴定。

（3）接受针对睡眠呼吸暂停手术患者的术前评估。

（4）评价阻塞性睡眠呼吸暂停综合征患者治疗效果，如口腔矫治器、中重度呼吸暂停患者接受手术治疗后。

（5）接受呼吸机治疗的患者，出现体重变化、临床治疗效果不佳或症状重新出现，应再次接受多导睡眠监测，重新评估治疗情况。

（6）整夜多导睡眠监测和次日的多次睡眠潜伏期试验常规用于发作性睡病的诊断。

（7）可用于症状不典型或伴随暴力行为的异态睡眠的诊断。

（8）怀疑夜间癫痫的患者。

（9）用于睡眠时周期性腿动的诊断，但非诊断不宁腿综合征所必需。

（10）失眠患者，常规行为或药物治疗效果不佳，并高度怀疑有睡眠相关呼吸障碍或周期性腿动等。

3. 儿童多导睡眠监测的特点　儿童多导睡眠监测是一项精细的工作，不但要求医技人员有熟练的技术，同时要求医技人员有高度的责任感及良好的业务素质，保障各参数的准确记录，为临床提供准确的诊断分析数据。

由于儿童皮肤具有与成人不同的生理特点，尤其婴幼儿皮肤较成人角质层薄，皮肤的水和能力还不完善，因此在清洁皮肤时勿过度用力擦拭，以免造成皮肤损伤，应使用抗过敏、透气性强，长度适宜的胶布进行电极粘贴固定。应结合不同年龄段儿童的心理特点，采取有效对策保证监测工作顺利进行。例如，学龄前儿童的自觉性和自制力都较差，行为和情绪易受当时外界事物或环境的影响，医技人员应根据儿童年龄、理解能力，选择适合的语言方式进行沟通。对于学龄前儿童，可安排较早进入睡眠室，熟悉监测环境。安装电极时应尽量保证首次定位准确，粘贴牢固，可加戴网帽，采取有效措施防止电极脱落。减少夜间监测过程中电极调整的次数，保证儿童睡眠效率。

（二）便携式睡眠监测

便携式睡眠监测（图 3-3）也称家庭睡眠监测或中心外睡眠监测，属于Ⅲ级睡眠监测，其记录指标包括通气指标（至少包括两导呼吸运动或呼吸运动加上呼吸气流）、心电图或心率，以及动脉血氧饱和度。记录过程中无医技人员持续监视。

使用便携式睡眠监测时必须结合综合睡眠评估，其应用指征包括：

1. 高度疑诊为中重度阻塞性睡眠呼吸暂停综合征的患者。

2. 行动不便或重症疾病无法到睡眠中心接受多导睡眠监测者。

3. 可用于评估阻塞性睡眠呼吸暂停综合征患者接受无创正压通气之外的治疗反应。

4. 患者没有其他会降低便携式睡眠监测准确性的内科疾病（如严重肺部疾病，神经肌肉疾病，充血性心力衰竭）。

5. 临床排除其他睡眠疾病（如中枢性呼吸暂停，发作性睡病，异态睡眠等）。

6. 不作为无症状人群的筛查。

儿童便携式睡眠监测的操作注意事项可参考多导睡眠监测。

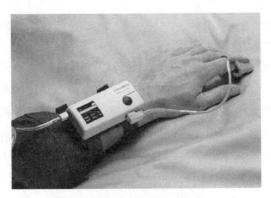

图 3-3　便携式睡眠监测仪示例

（三）体动记录

体动仪是一种便携设备，可连续记录一段时间内患者的活动，根据需要可持续监测数天、数周、数月。体动仪可佩戴在手腕或脚踝上，记录上肢、下肢的活动以及身体的运动。体动仪应用电传感器记录人体活动的加速或减速，并将身体活动转化为电信号进行自动分析（图 3-4）。体动仪及其附属的传感器可用来评价活动的多少，通过计算机可自动分析觉醒－睡眠的转换，但有时候还需要对原始数据进行人工判读以校正。体动仪中获得的睡眠特征与睡眠日记的主观数据可能并不一致，因此体动图和睡眠日志应当互为补充。体动仪记录可以区分睡眠和觉醒状态，但不能区分 REM 期、NREM 期以及不同的 NREM 睡眠期，因此体动图不能替代多导睡眠监测。

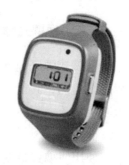

图 3-4　体动仪

体动仪应用指征如下：

1. 用于失眠患者包括矛盾性失眠（主观感觉性失眠）、睡眠卫生不良、昼夜节律性睡眠障碍的判断。

2. 用于便携式睡眠呼吸监测时判断昼夜节律。

3. 辅助睡眠日记来判断昼夜节律。

4. 用于辅助诊断不宁腿综合征、睡眠周期性肢体运动障碍。

5. 可应用于周期性嗜睡患者（如 Kleine-Leving 综合征）的睡眠观察。

6. 因各种原因不能进行多导睡眠监测时用于评价睡眠觉醒周期。

二、常用主观评估睡眠量表

睡眠量表作为临床症状的量化工具，有简易便捷和无创适用的特点，临床常用这些量表来初步评估儿童的睡眠习惯、昼夜节律以及可能的睡眠障碍等。儿童睡眠评估量表有很多种，即便同一评估内容也可以有多种量表可供选用。以下介绍常用的几种睡眠量表：儿童睡眠问卷、儿童清晨－夜晚型量表、BEARS 睡眠筛查工具、儿童睡眠习惯问卷、睡眠日记等。其他量表可以进一步查阅相关资料文献。

1. **儿童睡眠问卷（pediatric sleep questionnaire，PSQ）** 儿童睡眠问卷（表 3-7）是 Chervin 等人设计，主要用于筛查儿童的各类睡眠问题，表中包含22 个由父母完成的条目，主要了解儿童打鼾及其他呼吸问题、日间嗜睡、注意力不集中、多动，以及睡眠呼吸相关症状和体征，如肥胖和遗尿。该问卷因其有效、便捷、可行性强的优点而被翻译成葡萄牙语版、简体中文版等多种版本，其良好的信度和效度也被越来越多地证实。测试人群为 2 ~ 18 岁的患者。大部分条目以"是"或"否"作答，评分："是" = 1，"否" = 0。在有关注意力不集中和多动的条目中，回答方式采用 Likert 式 4 级法：不适用、小部分时间适用、大部分时间适用和几乎总是。但其评分还是采用了二分法进行评分："不适用"或"小部分时间适用"的得分为 0；"大部分时间适用"和"几乎总是"的得分为 1。

表 3-7 儿童睡眠问卷

儿童姓名：

问卷回答者姓名：

与儿童的关系：

您的电话号码：白天（　　　　）夜晚（　　　　）

如果我们不能及时联系到您，请留下亲属的姓名和电话号码：

- -

指导语：在下一页中，请根据您的孩子在睡眠和清醒时的行为表现回答下列问题。问卷主要询问您的孩子常见的表现，而不是最近几天可能由于不舒服而导致的非常规表现。如您不确定如何回答某个问题，您可以随时向您的丈夫 / 妻子 / 医生求助。请在正确的答案上画圈或在预留的空白处清晰地写上答案。"Y"表示是，"N"表示否，"DK"表示不知道，"经常的"表示"超过一半的时间"或"不超过一半的夜晚"。

- -

儿童的一般信息（评估员填写）

今天日期：　　　　　　　　　　您在哪里完成本问卷：

孩子的出生日期：　　　　　　　性别：

身高：　　　　　　　　　　　　体重：

学校年级（如适用）：

孩子的种族／民族（请圈选）：

（1）美裔印第安人　　（2）亚裔美国人　　　（3）非裔美国人

（4）西班牙裔　　　　（5）白／非西班牙裔　（6）其他或不知道

A:夜间和睡眠行为：				评估员填写
在睡眠的时候,您的孩子是否打鼾:	Y	N	DK	A1
有超过一半的时间在打鼾	Y	N	DK	A2
总是打鼾	Y	N	DK	A3
鼾声响亮	Y	N	DK	A4
有"粗重"或响亮的呼吸音	Y	N	DK	A5
有呼吸困难,或者有用力呼吸	Y	N	DK	A6
您是否曾经:				
看到过孩子在夜间睡眠时停止呼吸	Y	N	DK	A7
如果看到过,请描述当时的情况				
在孩子睡觉时关注孩子的呼吸	Y	N	DK	A8
不得不摇晃睡眠中的孩子以让他／她呼吸,或者				
叫醒他／她,使其呼吸	Y	N	DK	A9
看到您的孩子因为打鼾而觉醒	Y	N	DK	A11
您的孩子是否:				
睡觉不安静	Y	N	DK	A12
曾向你描述睡觉时腿有不自主的运动	Y	N	DK	A13
有"生长痛"(无法解释的腿痛)				
在睡觉的时候"生长痛"加重				
当您的孩子睡觉的时候,您是否看到:				
晚上,您的孩子是否经常一条腿或两条腿有小幅度地踢动	Y	N	DK	A14
做反复的踢腿或猛地抽动,并有规律地间歇(例如:每20～40s一次)				A14a

A:夜间和睡眠行为:				评估员填写

晚上,您的孩子是否经常:

出汗或睡衣经常被汗液浸湿	Y	N	DK	A15
起夜(任何原因导致的)	Y	N	DK	A16
下床排尿	Y	N	DK	A17
如果有这种情况,平均每晚有几次			次	A17a
您的孩子在睡觉时会张着嘴吗	Y	N	DK	A21
您的孩子在晚上会表现鼻子堵塞或"不通气"吗	Y	N	DK	A22
过敏反应会影响您的孩子用鼻子呼吸吗	Y	N	DK	A23

您的孩子是否:

白天也倾向于用口呼吸	Y	N	DK	A24
早晨醒来后感觉口干	Y	N	DK	A25
抱怨晚上肚子痛	Y	N	DK	A27
喉咙有烧灼感	Y	N	DK	A29
晚上磨牙	Y	N	DK	A30
偶尔尿床	Y	N	DK	A32
您的孩子曾有过睡眠时行走("睡行症")	Y	N	DK	A33
您是否曾听到孩子在睡觉时说梦话("梦呓")	Y	N	DK	A34
您的孩子是否每周至少做一次噩梦	Y	N	DK	A35
您的孩子是否曾在夜间惊叫而醒	Y	N	DK	A36
您是否见过孩子在夜间的行为或表现,让您感觉孩子既不是完全清醒的也不是完全睡着的	Y	N	DK	A37
如果有这种情况请描述孩子当时的情况				
您的孩子是否有夜间入睡困难	Y	N	DK	A40
您的孩子大概夜里需要多长时间才能够入睡			min	A41
您的孩子睡前是否经常有困难的"例行活动"或"仪式",争吵很多,甚至不好的行为	Y	N	DK	A42

A:夜间和睡眠行为:				评估员填写
您的孩子是否:				
睡觉时撞自己的脑袋或晃动自己的身体	Y	N	DK	A43
平均每晚觉醒时间超过2次	Y	N	DK	A44
晚上觉醒后很难再入睡	Y	N	DK	A45
清晨早醒便再难入睡	Y	N	DK	A46
您的孩子是否每天上床睡觉的时间相差很多	Y	N	DK	A47
您的孩子是否每天起床的时间相差很多	Y	N	DK	A48
您的孩子经常什么时间:				
上床睡觉,在上学的时候	Y	N	DK	A49
上床睡觉,在周末或假期的时候	Y	N	DK	A50
起床,在工作日的早晨	Y	N	DK	A51
起床,在周末或假期的早晨	Y	N	DK	A52

B:日间活动及其他可能的问题:				评估员填写
您的孩子是否:				
早上感觉睡不清醒	Y	N	DK	B1
白天嗜睡	Y	N	DK	B2
抱怨白天感到困倦	Y	N	DK	B3
是否曾有老师或者照料者反映孩子白天嗜睡	Y	N	DK	B4
您的孩子是否白天经常打盹	Y	N	DK	B5
早上,您的孩子是否很难被叫醒	Y	N	DK	B6
您的孩子早上醒后头痛吗	Y	N	DK	B7
您的孩子是否平均每月至少有一次头痛	Y	N	DK	B8
您的孩子出生后某段时间是否曾有过停止生长发育的情况 　如果有,请描述当时的情况	Y	N	DK	B9
您的孩子是否有扁桃体 　如果没有,请问什么时候,为什么而摘除了扁桃体?	Y	N	DK	B10
是否有过导致呼吸困难的情况 　如果有,请描述当时的情况:	Y	N	DK	B11

B：日间活动及其他可能的问题：				评估员填写
是否做过手术	Y	N	DK	B12
如果有，在手术之前、中、后是否有任何呼吸困难的情况				B12a
在大笑或被吓到的情况下，是否突然出现上推或身体其他地方的无力	Y	N	DK	B13
在床上醒着的时候，虽然双眼能向周围看，但是身体有短暂的时间不能够移动	Y	N	DK	B15
您的孩子是否经常有难以控制的打盹，以至于不得不停下正在做的事情	Y	N	DK	B16
您的孩子是否在清醒的时候感觉在做梦（看到影像或听到声音）	Y	N	DK	B17
您的孩子是否每天喝咖啡饮料（可乐、茶或咖啡）？	Y	N	DK	B18
如果是，每天大概喝多少杯/听？			杯	
您的孩子是否服用过消遣性毒品	Y	N	DK	B19
如果有，服用的是哪种，多长时间服用一次？				
您的孩子是否吸过香烟、无烟烟草、鼻烟或者其他烟草制品	Y	N	DK	B20
如果有，吸过的是哪一种，多长时间吸一次				
您的孩子超重吗	Y	N	DK	B22
如果是，孩子是在几岁时开始超重的			岁	B22a
医生是否说过，您的孩子硬腭高拱（口腔上部）	Y	N	DK	B23
您的孩子是否因为行为障碍服用过哌甲酯（利他林）	Y	N	DK	B24
是否有健康专家说过您的孩子有注意力缺陷障碍或注意缺陷多动障碍（ADHD）	Y	N	DK	B25

C 其他信息

1. 如果您目前正带着孩子看医生，您来看的是什么问题

2. 如果您的孩子患有慢性疾病，请列举 3 个您认为最明显的问题

3. 请列出您的孩子目前正在服用的药物名称：

药物名称	每天服用剂量（mg）或片数	服用时间	疗效

续表

C 其他信息

4. 如果您的孩子曾经服用过改善行为、注意力或者睡眠方面的药物,请列出来:

药物名称　　　　　每天服用剂量(mg)或片数　　　　　服用时间　　　疗效

5. 请列出医生针对您孩子怀疑或确诊过的任何一种睡眠障碍,描述每一种障碍诊断的时间以及目前是否还存在这样的障碍

6. 请列出医生针对您孩子怀疑或确诊过的任何精神、心理、情绪或行为方面的障碍。每一种障碍开始的时间及目前是否还存在

7. 请列出孩子的兄弟姐妹或父母曾经诊断或怀疑的任何睡眠或者行为障碍:

亲属　　　　疾病

D. 其他
请在下面的空白处写下您认为重要的任何情况。也请对上面问题进行详细描述
指导语:阅读下面的表格,请选择最适合孩子的描述,在方框中标记:

这个孩子经常:	不适用	小部分时间适用	大部分时间适用	几乎总是
对他说话时好像没有听到				
规划任务或活动有困难				
很容易因外界的刺激而分散注意力				
手脚不停地动或坐不住				
总是"忙碌"或表现得像"发动机不停运转"				
打断/打扰他人(如:不合时宜地打断他人的对话或游戏)				

2. **儿童清晨 - 夜晚型量表**(children's morningness-eveningness scale, CMES) 生物节律的紊乱是睡眠紊乱的常见原因,生物节律的改变经常发生在儿童到青少年的转变过程中,Carskadon 等设计了儿童清晨－夜晚型量表(表3-8)来评估儿童的睡眠偏好属于清晨/夜晚型。问卷包括 10 个多选题用于检测受试者睡眠时间表的倾向性以及疲劳和警觉的主观体验。该量表最初在 4～6 年级的学生中证明有效,最近也用于 12～16 岁的青少年。受试者需要 3～5min 答题自评。评分标准应用 1～5 分 Likert 式评分法,对于大部分条目,受试者回答 a 给 1 分,e 给 5 分。标星号的条目需要反向评分,以使受试者可

以仔细地回答问题。分数越高提示倾向于清晨型。建议：得分为 10 ~ 20 分提示是夜晚型，得分为 28 ~ 42 分提示更倾向于清晨型，得分为 21 ~ 27 分，提示不属于两型中的任何一个。

表 3-8　儿童清晨 - 夜晚型量表

1. 想象一下：不用上学了，你可以在任何时候起床，你会在几点起床			
a 5:00 - 6:30am	b 6:30 - 7:45am	c 7:45 - 9:45am	d 11:00 到正午
2. 你早上起床容易吗			
a 很难	b 有时候	c 比较容易	d 很容易
3. 体育课定在早上 7:00，你认为怎么样			
a 最好	b 可以	c 不好	d 糟糕
4. 有个坏消息是你必须参加一个 2h 的考试，好消息是你可以选择自己状态最好的时间考，你选几点			
a 8:00 - 10:00am	b 11:00 - 1:00pm	c 3:00 - 5:00pm	d 7:00 - 9:00pm
5. 你在什么时候最有精力做自己喜欢做的事情			
a 早上！晚上我觉得累	b 早上比晚上好一些	c 晚上比早上好一些	d 晚上！早上我觉得累

6. 你的父母让你自己决定上床时间，你选择在几点				
a 8:00 - 9:00pm	b 9:00 - 10:15pm	c 10:15 - 12:30pm	d 12:30 - 1:45am	e 1:45 - 3:00am

7. 你刚起床的半小时是否清醒			
a 一点儿都不清醒	b 有点儿迷糊	c 还可以	d 清醒

8. 身体开始提示你了该睡觉的时间了，是在什么时候（即使你忽略它）				
a 8:00 - 9:00pm	b 9:00 - 10:15pm	c 10:15 - 12:30pm	d 12:30 - 1:45am	e 1:45 - 3:00am

9. 如果让你每天都早上六点起床会如何			
a 很糟糕	b 不太好	c 还可以（如果必须）	d 好，没问题

10. 早晨当你醒来时，需要多长时间才能彻底清醒				
a 0 - 10min	b 11 - 20min	c 21 - 30min	d 31 - 40min	e 40min 以上

3. BEARS 睡眠筛查工具（BEARS sleep screening tool） BEARS 睡眠

筛查工具（表3-9）是 Owens J. A. 团队设计的一个快速筛查工具，该表包含 5 个条目的快速筛查量表，适用年龄范围是 2～18 岁，主要供在初级保健机构中的医生进行临床访谈，用于儿童睡眠障碍的筛查。标题 BEARS 的 5 个字母分别代表入睡情况（bedtime）、日间过度嗜睡（excessive daytime sleepiness）、夜间觉醒（awakening at night）、睡眠习惯和时间（regularity and duration of sleep）、打鼾（snoring）。应尽可能询问受试者父母每个问题；如果回答"是"，医生需要进一步询问详情，如频率和问题的性质。该量表虽然不能提高医生对儿童睡眠障碍的诊断率，但可以帮助医生从儿童父母和家庭成员中了解更多的儿童睡眠信息，提高初级保健机构中儿童睡眠障碍的识别和治疗率。

表 3-9　BEARS 睡眠筛查工具

P：父母回答；C：儿童自己回答

BEARS 睡眠筛查工具	学龄前(2～5 岁)	学龄期(6～12 岁)	青少年(13～18 岁)
入睡情况	您的孩子上床睡觉有困难吗或入睡困难吗(P)	您的孩子在睡眠时间上床睡觉有困难吗(P)	你在睡眠时间有入睡困难吗
日间过度嗜睡	您的孩子白天看起来过度劳累,经常嗜睡吗(P)　您的孩子还会白天打盹吗(P)	您的孩子早上起床困难吗,整日困倦吗(P)　你觉得特别疲劳吗(C)	你在学校会一整天都感觉疲劳吗(C)
夜间觉醒	您的孩子在夜间经常醒来吗(P)	您觉察到孩子夜间经常醒来吗,有梦游或梦魇吗(P)　你会夜间经常醒来吗,醒后还能再睡吗(C)	你会在夜间经常醒来吗? 醒后容易再入睡吗(C)
睡眠规律和时间	您的孩子上床睡觉、起床时间有规律吗? 是怎样的(P)	您的孩子在上学期间睡眠和起床时间分别是几点? 周末呢? 您认为他的睡眠时间足够吗(P)	你在上学期间通常晚上几点睡觉? 周末呢? 你通常每晚能睡眠多长时间(C)
呼吸相关睡眠障碍	您的孩子经常打鼾或出现夜间呼吸困难吗(P)	您的孩子在夜里经常响亮打鼾或每夜打鼾吗? 有夜间呼吸困难吗(P)	您的孩子鼾声响亮或几乎每晚打鼾吗(P)

4. 儿童睡眠习惯问卷（children's sleep habits questionaire，CSHQ）

儿童睡眠习惯问卷（表3-10）由 Judith Owens 团队设计，是用于筛查儿童常见睡眠问题的工具，由 33 个评分条目和几个额外条目组成。主要适用于 4 ~ 12 岁儿童，由家长回答，在 10 ~ 15min 内完成量表评估。该表要求家长根据孩子在过去典型的一周内出现某种与睡眠相关行为的频率答题，"经常"提示儿童的该行为在一周内发生的频率为 5 ~ 7 次，"有时"提示儿童的该行为在一周内发生的频率为 2 ~ 4 次，"很少"提示儿童的该行为在一周内最多出现 1 次。不同的选项赋予 1 ~ 3 分不同的分值。大多数情况下，"经常"评为 3 分，然而在有些条目中，选项为反向评分，目的是确保受试者能认真阅读问题和保证答案真实。目前一般将总分 41 分作为筛查目的的划界值。

表 3-10　儿童睡眠习惯问卷

以下所陈述的是有关您孩子睡眠习惯和可能存在的睡眠问题。当回答问题时，请想一下您孩子在过去一周内的生活情况。如果因为特殊原因这一周与以往不同，请根据最近典型的一周的情况来完成测评。"经常"是指该行为在一周内发生 5 次或以上；"有时"是指该行为在一周内发生 2 ~ 4 次；"很少"是指该行为在一周内发生 1 次或没有。还要请您在"是""否""不适用"所对应的选项上画圈来表示睡眠习惯是否存在。

上床时间

写下孩子的上床时间：_____ 时 _____ 分

	3 经常 (5 ~ 7)	2 有时 (2 ~ 4)	1 很少 (0 ~ 1)	存在问题		
孩子每天都在同一时间上床睡觉	☐	☐	☐	是	否	不适用
孩子在上床后 20min 内能入睡	☐	☐	☐	是	否	不适用
孩子能单独在自己的床上入睡	☐	☐	☐	是	否	不适用
孩子能在父母或兄弟姐妹的床上入睡	☐	☐	☐	是	否	不适用
孩子能在摇晃或有节奏运动中睡着	☐	☐	☐	是	否	不适用
孩子需要特定的物品才能睡着(布娃娃,特定毛毯等)	☐	☐	☐	是	否	不适用
孩子需要父母在房间才能入睡	☐	☐	☐	是	否	不适用
到了睡觉时间,孩子能做好准备睡觉	☐	☐	☐	是	否	不适用
到了睡觉时间,孩子抵触上床睡觉	☐	☐	☐	是	否	不适用
孩子在睡觉时间会挣扎(哭,拒绝上床睡觉等)	☐	☐	☐	是	否	不适用
在黑暗中,孩子害怕睡觉	☐	☐	☐	是	否	不适用
孩子害怕自己一个人睡觉	☐	☐	☐	是	否	不适用

睡眠行为

每天孩子通常睡眠的时间是：_____ 小时 _____ 分

包含晚上睡眠和小睡时间

	3	2	1	存在问题		
	经常 (5～7)	有时 (2～4)	很少 (0～1)			
孩子睡眠太少	☐	☐	☐	是	否	不适用
孩子睡眠太多	☐	☐	☐	是	否	不适用
孩子拥有合适的睡眠时间	☐	☐	☐	是	否	不适用
孩子每天的睡眠时间大致一样	☐	☐	☐	是	否	不适用
孩子晚上会尿床	☐	☐	☐	是	否	不适用
孩子说梦话	☐	☐	☐	是	否	不适用
孩子睡眠不宁,动作很多	☐	☐	☐	是	否	不适用
晚上孩子会梦游	☐	☐	☐	是	否	不适用
夜里孩子会转移到其他人(父母或兄弟姐妹等) 的床上睡觉	☐	☐	☐	是	否	不适用
孩子说在睡着时感觉身体疼痛 　如果是这样,是哪个部位呢	☐	☐	☐	是	否	不适用
孩子睡眠中磨牙	☐	☐	☐	是	否	不适用
孩子鼾声响亮	☐	☐	☐	是	否	不适用
孩子在睡着时似乎停止呼吸	☐	☐	☐	是	否	不适用
孩子睡着的时候鼻息重和/或喘息	☐	☐	☐	是	否	不适用
孩子离开家后会睡眠困难(拜访亲友,度假)	☐	☐	☐	是	否	不适用
孩子抱怨睡眠问题	☐	☐	☐	是	否	不适用
孩子深夜里会因尖叫、盗汗而惊醒,难以安慰	☐	☐	☐	是	否	不适用

5. **睡眠日记** 是有效评估大多数儿童睡眠问题的重要工具，记录内容主要包括睡眠时长与情况，包括上床睡眠的时间、早上起来的时间、夜间入睡潜伏期、夜间入睡后有醒来的次数和累计觉醒的时间、最后醒来的时间等（表3-11），从而获得受试者在治疗前和治疗中睡眠障碍的自我评估基本数值。一般持续 2 周的睡眠日记可反映儿童的睡眠情况，在低龄儿童中一般由父母完成记录，而对于高年级学龄儿童及青少年则更多鼓励其自行完成。通常睡眠日记可分为两部分，早晨起床和睡前情况分别记录。

表 3-11 睡眠日记

姓名：	填写时间						
星期	一	二	三	四	五	六	日
晚上睡前填写：							
今天白天觉得困吗							
白天打盹了吗？多长时间							
锻炼身体了吗？多长时间							
下午 6 点后抽烟饮酒了吗							
白天服药了吗？什么药							
早晨起床后 2h 内填写；							
昨晚关灯上床的时间是几点							
昨晚入睡（睡着）的时间是几点							
中间醒了几次							
早上醒来的时间是几点							
昨晚一共睡了几小时							
昨晚一共在床上躺了几小时							
睡眠效率怎么样（前两者相除）							
起床后的感觉（轻松、一般、不解乏）							

（李　辉　童茂清）

第四节　可穿戴式睡眠监测

一、关于智能可穿戴设备

　　所谓智能可穿戴设备，是指能够直接穿戴于人身上，如手腕、脚腕、头部、腰部等，或是整合到衣服、帽子、眼镜等配件中的一种便携式智能设备。智能可穿戴设备最大的特点是能够获取人体的各种生命体征数据，并通过安装于手机等终端的 App 软件支持，通过数据交互、云端交互等途径实现强大的数据传输和分析功能。

（一）智能可穿戴设备的分类

目前市面上的智能可穿戴设备产品，大多具有部分计算功能，并可以连接使用者的手机等各类智能终端设备。其主流产品按佩戴部位区分，主要包括以下几类：第一类是佩戴在使用者手腕的智能可穿戴设备。这一类产品目前最为常见，由于使用方便，更易被消费者所接受，近年来发展迅速，更新迭代较快，主要包括智能手表、智能手环、智能腕带等。这类产品佩戴于使用者手腕部，如智能手环、智能手表，可以持续收集人体的体动数据和脉搏数据等信息。第二类是佩戴在使用者腿部、脚部的智能可穿戴设备。这一类产品主要包括智能鞋子、智能袜子或是其他佩戴于腿上的智能产品，主要是通过收集使用者的体动数据来实现相应的不间断监测功能。第三类是佩戴于使用者头部的智能可穿戴设备。这一类产品主要包括智能眼镜、智能头带、智能头盔等，它不仅能够通过收集使用者的体动数据来获取监测信息，还可以通过安装在设备内的生理信号采集电路，对人体的脑电、眼电、心电等生理信号进行不间断的数据采集，从而获得更加全面的监测信息。

此外，智能可穿戴设备还包括智能书包、智能拐杖、智能服装、各类智能配饰等非主流的产品。

（二）智能可穿戴设备的优点

1. 操作便捷　相对于笔记本电脑、手机等其他移动设备，智能可穿戴设备更加便于携带，不会给使用者带来额外的负担。随着设备的更新换代，在操作上也越来越便捷，它几乎可以完全依靠使用者的自然动作而实现相应的操控。比如可以通过眨眼进行拍照、通过抬手启动录音等，相对于双手捧着按按钮、翻菜单，这样的操作方式肯定更诱人。

2. 支持 24h 不间断工作　智能手机已经普及，却不可能 24h 为使用者提供服务。随着续航能力的增强，新型的智能可穿戴设备却能够做到这一点。比如，它可以全天候对佩戴者进行不间断的生理数据采集和医疗监测。此外，它还可以通过皮肤震动实现清晨无声的睡眠唤醒。

3. 越来越美观和时尚　目前，各类智能可穿戴设备产品的外观设计越来越美观，也越来越时尚，深受年轻人的喜爱。它除了具有采集人体运动等数据的功能外，还具备了装饰品的功能，比如佩戴智能运动手表的长跑运动爱好者，自然要比拿着智能手机去跑步的人更时尚。

（三）智能可穿戴设备的不足

1. **电池的续航时间不够长** 众所周知，几乎所有智能可穿戴设备产品都要通电才能工作，受此类设备体积的限制，大多数智能可穿戴设备产品的电池续航能力不强。比如，每次充电以后，如果开启相应的使用功能，普通智能手表的电池最长续航时间仅 24h 左右，有时使用者不得不每天多次充电才能确保设备的正常使用，这对将其应用于人体睡眠监测带来了不利影响。

2. **无法独立使用** 目前，几乎所有智能可穿戴设备产品都需要搭载安装于手机等智能终端上的 App 软件才能够使用。也就是说，此类设备在工作过程中，对于采集到的人体数据需要先通过互联网或蓝牙等发送给用户的手机，再由安装在手机上的 App 软件对所采集的数据进行整理、加工和分析。当将其应用于持续的人体数据监测时，会产生一定的应用局限。

3. **价格相对较高** 作为新生的信息科技产物，智能可穿戴设备的产品研发成本不低，售价相对较高。比如，国外某知名品牌的智能眼镜的售价高达 1 500 美元，国内某品牌智能运动手表的售价则高达数千元人民币，将其应用于大规模人群的健康监测时，科研成本相对较高。

4. **可能引发个人隐私泄漏** 从某种意义上来说，智能可穿戴设备强化了人类对互联网的依赖性。当个人的健康状况、行为习惯、生活偏好等痕迹数据能够实时上传至互联网云端时，个人隐私泄露的风险将不可避免地大大增加。

（四）智能可穿戴设备的发展方向

智能可穿戴设备的质量、性能、大小、材料等决定着产品的功能，该类设备的未来发展，主要集中于以下几个方向。一是设备的电池续航能力需要加强。电池的续航能力严重影响着用户体验。二是设备的外观要符合审美需求。设备随身佩戴，如果不够美观，用户体验就会不佳，这也给产品的推广应用带来不良的影响。三是监测数据的后续服务要不断优化。设备不仅要监测到准确的数据，还要为使用者提供数据分析和评价等服务。四是触控技术要更成熟可靠。智能可穿戴设备离不开触控技术的发展。发明更成熟、更可靠、功耗更低的触摸控制器，将大大推动智能可穿戴设备的发展。

二、可穿戴设备在睡眠监测中的应用

（一）智能可穿戴设备在睡眠监测中的应用意义

新型的智能可穿戴设备，如智能手环、智能手表、智能眼罩等，能在一定程度上弥补传统监测手段的不足。一是由于智能可穿戴设备使用简单方便，不需要由专业人员进行操作，而是通过内置传感器对监测对象整晚的睡眠开展不间断的监测，并能获取较为可靠的睡眠分期数据。二是智能可穿戴设备没有侵入性，可以让监测对象选择较为舒适的入睡环境，睡眠几乎不受监测设备的干扰，从而能够监测到更为真实的睡眠状况。三是相对于多导睡眠监测仪，智能可穿戴设备的监测费用相对较低，推广应用性更强，具有良好的公共卫生学应用前景。

（二）智能可穿戴设备在睡眠监测中的应用实践

1. 体动仪类智能可穿戴设备在睡眠监测中的应用　近年来，部分学者尝试采用智能手环，选取小样本监测对象开展睡眠监测和研究。如王司敏等采用睡眠监测手环对 31 例患有睡眠障碍的患者开展了整晚的睡眠监测，监测时间设定为晚上 10 点到次日早上 6 点或 7 点，监测时长共 8 ~ 9h。研究结果表明，睡眠监测手环能够对睡眠障碍患者的睡眠有效率、清醒时间、浅睡眠时间、深睡眠时间等开展有效的监测和数据抓取。钟建文等采用"舒气通手环"对 48 名患有阻塞性睡眠呼吸暂停的儿童患者开展了睡眠监测，共获取有效监测数据 46 份，研究结果表明，该设备能较为准确地监测到阻塞性睡眠呼吸暂停患儿的血氧饱和度、氧减指数，对诊断能够起到一定的辅助作用。

2. 智能眼罩等可穿戴设备在睡眠监测中的应用　在人类的睡眠过程中，除了肢体动作外，还伴随着脑电、眼电、心电、呼吸等各种生理信号的变化，这些生理信号是监测人类睡眠质量的重要依据。一些新型的智能可穿戴设备不仅能够获得监测对象的体动数据，还能获得监测对象的各种电生理信号数据，其中最具代表性的就是智能眼罩。与智能手环、智能手表等相比，采用智能眼罩监测人体睡眠显然能够获得更多的生理信号数据。杨飞帆等提出了一种依托智能眼罩的人体睡眠监测方法，经测试后其监测结果的准确率达到 92%。

3. 智能可穿戴设备在特殊人群睡眠监测中的应用　针对一些特殊人群，如儿童、老年人群、阿尔茨海默病患者，以及各类行动不便的住院患者，他们通常不能配合使用多导睡眠监测仪，此时，通过智能可穿戴设备开展睡眠监测则具有一定的优势。Surtees 等采用智能可穿戴设备评估孤独症患儿的睡眠状态，发现患有孤独症的儿童比健康儿童更容易出现各类睡眠问题。当对老年人群开展睡眠监测时，智能可穿戴设备具有可长时间监测以及不影响监测对象睡眠的特点。比如睡眠障碍是患阿尔茨海默病老年人的常见症状，通过智能可穿戴设备对其进行睡眠监测，可以评估认知行为治疗和药物干预对阿尔茨海默病患者睡眠障碍的影响。在各类住院患者中，睡眠障碍较为常见，体动记录仪设备小巧、应用简单便捷，已有人将其应用于重症患者、手术患者等住院患者的睡眠监测。Wilcox 等使用智能可穿戴设备对重症监护病房（intensive care unit，ICU）中 94 名患者的睡眠质量开展监测，结果显示总睡眠时长缩短和睡眠效率降低与患者疾病的严重程度相关。

（三）智能可穿戴设备在睡眠监测中的应用前景

随着移动信息技术的进一步发展，将可穿戴设备应用于大规模的人体健康监测，实现人体健康数据（包括睡眠数据）的不间断抓取，从而建立大样本的健康监测队列，将成为必然的发展趋势。为实现这一目标，可穿戴的监测设备应该是体积越来越小、佩戴使用越来越方便、监测成本越来越低、智能化程度越来越高、数据传输越来越便捷。这样，将其应用于大范围、大样本的睡眠监测和科学研究才具有更高的可行性。

三、可穿戴设备在睡眠监测中的准确性

（一）智能可穿戴设备与多导睡眠监测的一致性研究

近年来，国内外学者针对基于体动记录功能的智能手环、智能手表等可穿戴设备，对其开展睡眠监测的数据准确性进行了研究和评估。北京大学人民医院霍阳等人对 121 名受试者采用了多导睡眠监测仪进行睡眠监测，同时采用了腕表式睡眠监测仪开展了睡眠监测。两种方法监测的指标包括：总监测时长、总睡眠时长、睡眠效率等。对这两种监测方法收集的指标数据进行线性相关分析，并采用配对 t 检验比较两组数据之间的差异。研究结果显示，腕表式睡眠监测仪在低灵敏度的条件下，与多导睡眠监测的总睡眠时长相关系数为 0.53（$P < 0.05$），配对 t 检验表明两种监测方法的总睡眠时长的差异没有统计学意

义（P=0.36），而且发现年龄越小，两种睡眠监测方法获取的总睡眠时间相关性就越强，相关系数最高可达 0.92（$P < 0.05$）。与此同时，睡眠效率的监测结果在两组间的差异也没有统计学意义。研究者认为，作为一种可穿戴的居家体动记录仪，腕表式睡眠监测仪的灵敏度设定为低挡位时，用于睡眠监测的结果具有较高的可信度。孙伟等采集了 51 名受试者的多导睡眠监测数据和可穿戴设备监测的数据，采用间隔分析法对两类数据进行比较分析，结果显示可穿戴设备监测睡眠的灵敏性为 0.96，准确性为 0.88，但其对于清醒 - 睡眠 - 清醒的过渡阶段监测能力比较弱。孔令华等对 19 例睡眠紊乱者进行整晚的多导睡眠监测和可穿戴设备监测，收集两组数据并进行比较分析，研究发现两类监测数据中睡眠效率、总睡眠时长、入睡潜伏期和入睡后觉醒时间之间的差异没有统计学意义，且与中等程度相关。

国外也有学者就智能可穿戴设备监测睡眠的准确性开展了一致性研究。Zhu B 等分别采用多导睡眠监测仪和智能可穿戴设备对 78 名怀孕 6 ~ 7 个月的健康孕妇开展了睡眠监测，监测项目包括总睡眠时长、睡眠效率、入睡后觉醒时间、入睡潜伏期等。研究者对通过两种监测方法获得的数据进行了比较和分析，结果表明智能可穿戴设备监测和多导睡眠监测的数据结果具有较高的一致性。Quante 等采用上述两种监测方法对 35 名健康志愿者进行了睡眠监测，并对获取的两组睡眠参数进行了比较和分析，结果显示两种监测方法所得的监测结果具有良好的一致性。

然而，也有个别研究结果表明将智能可穿戴设备用于人体的睡眠监测，监测所得的数据尚不够精准。比如 Withrow 等对 30 名失眠症患者开展了研究，所有受试对象都在睡眠实验室内接受了多导睡眠监测，随后又在家庭内采用智能可穿戴设备开展了为期 7 晚的睡眠监测。研究者最后将家庭内监测所得 7 晚睡眠数据的平均值与实验室内多导睡眠监测所得的卧床时间、总睡眠时长、睡眠效率、入睡潜伏期和入睡后觉醒时间数据进行了比较，结果显示，智能可穿戴设备监测的受试者卧床时间、总睡眠时长较多导睡眠监测的结果有所延长，而受试者入睡后的觉醒时间则有所缩短。

（二）智能可穿戴设备监测睡眠的准确性要求

有研究表明，通过采集人体的体动数据来监测睡眠，有过高评估总睡眠时长和睡眠效率、过低评估入睡后觉醒时间的趋势，为了提高监测数据的准确性，监测过程中还需要配合使用睡眠日记，并最好在监测工作开始前让睡眠佩戴模式适应 10d 左右的时间。所以，将基于体动记录仪功能的智能手环、智能手表等设备普遍应用于专业的睡眠监测，尚存在一些亟须解决的问题。

四、小结

随着时代的进步和信息技术的不断发展，在睡眠监测工作中，以智能手环、智能手表等为代表的可穿戴设备已经得到较为广泛的应用。该类设备能在自然状态下开展连续不间断的人体健康数据监测，当在数据采集频率较高、数据传输准确、数据分析专业的前提下，其监测结果可以用于睡眠健康状况的评估，也可用于睡眠疾病的诊断和治疗效果的跟踪。

相对于传统的体动记录仪，智能可穿戴设备更为小巧，且具有实时数据传输功能，能及时了解佩戴者的睡眠变化；相对于多导睡眠监测仪，它的使用更为简单便捷，成本相对较低，且不影响监测对象的入睡，更容易被监测对象所接受。

即使智能可穿戴设备还存在着不少问题和需要完善的地方，但近年来的诸多研究表明，通过智能可穿戴设备获取的睡眠监测数据与金标准——多导睡眠监测的数据之间具有较好的相关性，即其监测结果比较准确。所以，在人体健康的监测实践中，智能可穿戴设备可能具有良好的临床医学和公共卫生学应用前景。

（张　琰）

参考文献

[1]　沈晓明.儿童睡眠与睡眠障碍.北京：人民卫生出版社，2002.

[2]　苏林雁.儿童精神病学.长沙：湖南科技出版社，2014.

[3]　殷晓荣.神经发育行为障碍儿童的睡眠障.中国儿童保健杂志，2017（10）：1030-1033.

[4]　赵忠新.睡眠医学.北京：人民卫生出版社，2016.

[5]　BROWN WJ, WILKERSON AK, BOYD SJ, et al. A review of sleep disturbance in children and adolescents with anxiety. J Sleep Res, 2018, 27(3): e12635.

[6]　陆林，沈渔邨.精神病学.北京：人民卫生出版社，2018.

[7]　KRYGER M.睡眠医学理论与实践.张秀华，译.北京：人民卫生出版社，2010.

[8]　张秀华，谢于鹏，何金彩，等.睡眠障碍诊疗手册——各种睡眠问题及对策.北京：人民卫生出版社，2010.

[9] PLAZZI G, PIZZA F, PALAIA V, et al. Complex movement disorders at disease onset in childhood narcolepsy with cataplexy. Brain, 2011, 134 (Pt 12): 3477-3489.

[10] PIZZA F, FRANCESCHINI C, PELTOLA H, et al. Clinical and polysomnographic course of childhood narcolepsy with cataplexy. Brain, 2013, 136 (Pt 12): 3787-3795.

[11] BITNERS AC, ARENSR LUNG. Evaluation and management of children with obstructive sleep apnea syndrome. Lung, 2020,198(2): 257-270.

[12] 高和 . 睡眠障碍国际分类 . 3 版 . 北京：人民卫生出版社，2017.

[13] BAGLIONI C, NANOVSKA S, REGEN W, et al. Sleep and mental disorders: a meta-analysis of polysomnographic research. Psychol Bull, 2016,142(9): 969-990.

[14] SILBER MH. Parasomnias occurring in non-rapid eye movement sleep. Continuum (Minneap Minn), 2020, 26(4): 946-962.

[15] QUAEDACKERS L, PILLEN S, OVEREEM S. recognizing the symptom spectrum of narcolepsy to improve timely diagnosis: a narrative review. Nat Sci Sleep, 2021, 13: 1083-1096.

[16] TREMBLAY MS, CARSON V, CHAPUT JP, et al. Canadian 24-hour movement guidelines for children and youth: an integration of physical activity, sedentary behaviour, and sleep. Appl Physiol Nutr Metab, 2016, 41(6 Suppl 3): S311-S327.

[17] 陈长洲，王红英，任书堂 . 加拿大儿童青少年 24 小时活动指南的特征及启示 . 山东体育学院学报，2019，35（3）：1 - 8.

[18] 王丽娟 . 儿童青少年生活方式对近视影响的研究：以身体活动、近距离行为、睡眠为例 . 北京：科学出版社，2021.

[19] 齐静，王丽娟 . 加拿大、澳大利亚儿童青少年 24 小时活动指南的特征及启示 . 体育学报，2021，28（3）:119 - 125.

[20] PARUTHI S, BROOKS LJ, D'AMBROSIO C, et al. Recommended amount of sleep for pediatric populations: a consensus statement of the American Academy of Sleep Medicine. J Clin Sleep Med, 2016, 12(6): 785-786.

[21] HIRSHKOWITZ M, WHITON K, ALBERT SM, et al. National sleep foundation's updated sleep duration recommendations: final report. Sleep Health, 2015,1(4):233-243.

[22] ALFAWAZ RA, ALJURAIBAN GS, ALMARZOOQI MA, et al. The recommended amount of physical activity, sedentary behavior, and sleep duration for healthy Saudis: a joint consensus statement of the Saudi Public Health Authority. Ann Thorac Med, 2021, 16(3):239-244.

[23] OKELY AD, GHERSI D, LOUGHRAN SP, et al. A collaborative approach to adopting/

adapting guidelines. the Australian 24-hour movement guidelines for children (5-12 years) and young people (13-17 years): an integration of physical activity, sedentary behaviour, and sleep. Int J Behav Nutr Phys Act, 2022, 19(1):2.

[24] 童茂荣, 裴兰, 童茂清, 等. 多导睡眠图学技术与理论. 北京: 人民军医出版社, 2004.

[25] BERRY RB. Fundamentals of sleep medicine. Philadelphia: Elseviers Saunders, 2012.

[26] MARSHALL B, ROBERTSON B, CARNO MA. Polysomnography for the sleep technologist: instrumentation, monitoring and related procedures. Philadelphia: Elseviers Mosby, 2014.

[27] KRYGER M, ROTH·T, GOLDSTEIN CA, et al. Principles and practice of sleep medicine,7th edition. Philadelphia: Elseviers Saunders, 2022.

[28] 陆林, 王雪芹, 唐向东. 睡眠与睡眠障碍. 北京: 人民卫生出版社, 2016.

[29] 赵忠新. 睡眠医学. 北京: 人民卫生出版社, 2016.

[30] 冯围围, 张彤. 儿童睡眠评估方法研究进展. 中国儿童保健杂志, 2020, 28 (4): 435-446.

[31] 李红岩, 段莹, 卢烨, 等. 智能手环的应用评价. 世界睡眠医学杂志, 2014, 1 (6): 341-344.

[32] 王司敏, 秦浩, 顾伟. 睡眠监测手环在 31 例睡眠障碍患者中的应用研究. 中国医疗设备, 2017, 32 (10): 83-85, 96.

[33] 钟建文, 刘大波, 罗向前, 等. 可穿戴设备在儿童阻塞性睡眠呼吸暂停诊断中的应用. 山东大学耳鼻喉眼学报, 2018, 32 (2): 30-33.

[34] 杨飞帆, 陈振东, 刘惠鹏. 依托眼罩的睡眠监测方法. 电子测量技术, 2019, 42 (22): 155-159.

[35] SURTEES ADR,RICHARDS C,CLARKSON E L,et al. Sleep problems in autism spectrum disorders:a comparison to sleep in typically developing children using actigraphy, diaries and questionnaires. Research in Autism Spectrum Disorders, 2019, 67: 101439.

[36] CAMARGOS E F, LOUZADA F M, NOBREGA O T. Wrist actigraphy for measuring sleep in intervention studies with Alzheimer's disease patients: application, usefulness, and challenges. Sleep Med Reviews, 2013, 17(6): 475-488.

[37] WILCOX ME, RUBENFELD GD, WALCZAK KD, et al. Actigraphic measures of sleep on the wards after ICU discharge. J Crit Care, 2019, 54:163-169.

[38] 霍阳, 周兵, 赵龙, 等. 腕表式睡眠监测仪与多导睡眠监测的睡眠参数比较和相关性分析. 北京大学学报 (医学版), 2021, 53 (5): 942-945.

[39] 孙伟. 体动记录仪与多导睡眠图的对比研究. 西安：西安电子科技大学，2015.

[40] 孔令华，许崇涛，江帆. 体动记录仪与多导睡眠监测仪的相关性研究. 汕头大学医学院学报，2014，27（1）：41-42.

[41] ZHU B, CALVO R S, WU L, et al. Objective sleep in pregnant women: a comparison of catigraphy and polysomnography. Sleep Health, 2018, 4(5): 390-396.

[42] QUANTE M, KAPLAN E R, CAILLER M, et al. Actigraphy-based sleep estimation in adolescents and adults: a comparison with polysomnography using two scoring algorithms. Nat Sci Sleep, 2018: 1013-1020.

[43] WITHROW D, ROTH T, KOSHOREDK G,et al. Relation between ambulatory actigraphy and laboratory polysomnography in insomnia practice and research. Journal of Sleep Research, 2019: e12854.

[44] 王晓秋，吴文忠，刘成勇，等. 体动记录仪与睡眠评价. 世界睡眠医学杂志，2020，7（4）：733-737.

第四章

儿童常见睡眠问题的干预

第一节　睡眠问题的生活方式干预

睡眠问题如同儿童其他疾病一样，首先要了解问题发生的可能原因、特征及机制，然后开展干预治疗，一般情况下可获得缓解甚至治愈。儿童睡眠问题的干预可以分为：生活方式改变、物理干预、药物治疗、外科治疗等。一般总是优先从最方便、简单、伤害性最小的生活方式干预开始，包括健康教育、行为心理的改变等方面。

一、健康的睡眠生活方式

研究表明，从儿童早期开展生活方式干预有利于身心健康，建议从出生起就为儿童及其家庭实施生活方式的干预来更好地促进健康。生活方式干预包括合理膳食营养、日常体育活动、积极的家庭和同伴社会关系、良好的睡眠习惯以及压力管理和正向认知。通过关注生活方式干预的这六大支柱，儿童及其家庭可以成功地开创和保持最佳的身心健康状况。针对保持儿童健康睡眠而言，可以从以下几点着手。

（一）保持科学的睡眠 - 觉醒作息时间

科学、合理的睡眠作息时间就是要有规律地睡眠，顺应身体生物钟的需求，不熬夜、少熬夜，有充足睡眠。每天要有固定的上床和起床时间，即使在周末和节假日也不例外，也不要随意延长睡眠时长。不同年龄的儿童对睡眠时长的要求不一样，即使是同一年龄段的儿童，睡眠需求也存在差异。判断儿童睡眠是否足够，不能简单地看睡眠时长，要从儿童睡眠后的精神状态、活动情况、食欲情况、行为表现等方面综合判断。如果儿童在白天时间里精神状态好、性情活跃、精力充沛、食欲正常，则说明前一晚睡眠充足，反之，则可能提示睡眠不足。

（二）营造适宜的睡眠环境

睡眠环境可以影响睡眠和生物节律。卧室应选在光线较暗的房间，环境安静，温湿度适宜，身体感觉舒适，并且要远离电视、电脑、手机等电子产品。研究表明，光线、声音、温度、湿度等卧室环境都对人的睡眠和生物节律产生影响。夜间光线可以影响人体褪黑素的分泌，进而影响睡眠。不同波长、不同强度的光会对生物钟有不同的影响。科学研究发现，蓝光对褪黑素的抑制作用明显，对昼夜节律的影响显著强于绿光，所以睡前不要使用电子产品。

睡眠的环境应当安静。喧闹声可以干扰睡眠，睡眠过程中的 REM 睡眠期、NREM 一期的觉醒阈值较低，对喧闹声的觉醒阈值也较低。一些不规则的噪声特别容易干扰睡眠。但是，研究发现，呈现比较规律的白噪声，如雨声、风扇声、海浪声等可以促进睡眠，而且白噪声更接近胎儿在母亲体内听到的声音，容易给人传递一种安全的信号。

保持适宜的温度和通风。人入睡后 3h，在 REM 睡眠期体温降至最低，机体停止对体温的调节和减少出汗，体温容易随环境温度的变化而变化。目前关于最佳的睡眠室温应该是多少，研究并不一致。有研究表明环境温度适宜时，REM 睡眠和 NREM 睡眠均可达到最大时间量。当环境温度过低或过高时，就会出现睡眠片段化的现象。美国国家睡眠基金会（NSF）建议：卧室睡眠最佳温度应该为 15.5～19.4℃。有文献研究显示：26℃环境的睡眠质量最高，其次为 23℃，最差为 30℃。我们建议一般卧室温度在 20～26℃左右最为适宜，当在 28℃以上或 24℃以下时，人的睡眠会变浅，翻身次数和转醒次数也增多，不容易进入深度睡眠。

人在入睡后，每分钟将吸入约 300mL 氧气，呼出 250mL 的二氧化碳，晚上睡觉最好不要紧闭门窗，可以适当留一扇换气窗以保证室内通风。如果紧闭门窗，室内不通风，室内的氧气就会逐渐减少，二氧化碳就会逐渐增加，细菌数量、尘埃数量及其他有害物质也会成倍增长。

环境湿度同样也会对睡眠产生影响。卧室保持适宜的湿度也有利于促进睡眠。仅从相对湿度来说，人体最适宜的空气相对湿度是 40%～50%，人体会感到较为舒适，呼吸均匀正常。因此，过于干燥或潮湿的环境都不利于睡眠，睡眠时卧室湿度以 50%～60% 最为适宜。

（三）做好睡前准备

睡前要放松心情，可以洗个温水澡、用热水泡脚、听听轻音乐等，尽量放松心灵，不要胡思乱想；另外，睡前不要饮用咖啡、浓茶等会让人精神兴奋的饮品，不抽烟，不暴饮暴食等，否则会严重影响睡眠质量，甚至造成失眠。另外，每天 16:00 以后不看恐怖片、睡前 30min 不做剧烈运动，它们会让人身体处于紧张状态，导致入睡困难。在熄灯之前适当的放松阅读有助于睡眠的启动。此外，收听柔和的音乐也有助于心情放松，促进睡眠，同时还能掩盖噪声。然而诸如视频类的观看会使人警觉，这是由于光波抑制睡眠、同时还能使人兴奋，无益于心理放松。

（四）加强运动锻炼

很多研究结果显示，爱好运动的人较不爱运动者的睡眠质量更好，在坚持有规律锻炼的人中睡眠障碍发生率较低。每天保持一定的体育锻炼，适当的体育锻炼有助于我们的睡眠。晚上睡不着觉，白天不能老躺在床上或沙发上。阳光有助于改善我们体内的节律。褪黑素是一种节律激素，褪黑素的分泌有助于睡眠，光线会抑制褪黑素的分泌，夜晚体内褪黑素的水平达到高峰。很多倒夜班的人就无法遵循正常的昼夜节律，易发生一些睡眠问题。不便户外运动期间也可以在室内进行一定的体育锻炼，在阳台晒太阳、做体操等。日本一项研究提示，儿童的认知功能与他们的生活方式习惯（即睡眠状况、屏幕时间和体育活动）有关。

（五）合理膳食、控制体重

保持儿童合理膳食、做到均衡营养。大量研究表明，饮食会影响人体睡眠。动物和人群实验证实，富含色氨酸、5-羟色胺和褪黑素的食品对各种睡眠参数具有良好的改善效果。在讨论膳食因素对睡眠健康的影响时，应考虑膳食的整体作用。研究发现，地中海膳食模式有助于改善睡眠，所以建议增加水果（如猕猴桃、樱桃、西红柿、草莓）、蔬菜、坚果（如杏仁和核桃）、豆类和其他低热量食物（如全谷物）的摄入量，包括鱼和瘦肉等富含动物蛋白来源食物。这些食物除了促进营养和改善睡眠外，还对身体健康有许多益处，可反过来提高睡眠质量。

另外，睡眠与肥胖的关系是相互的，一方面，睡眠不足可增加儿童超重肥胖的风险，同时肥胖也能影响儿童睡眠时间和睡眠节律，并可能引起睡眠呼吸暂停综合征。所以从另一个角度来讲，控制儿童体重、防治超重肥胖对于促进睡眠有重要意义。

（六）控制屏幕使用时间，增加户外光照时间

有研究结果显示，儿童青少年长时间的手机、电脑等屏幕使用可产生各种睡眠及情绪问题，且存在恶性循环。长时间屏幕使用时间影响睡眠的机制，可能主要通过三条途径：一是长时间的屏幕使用时间（尤其是睡前）占用了原有睡眠时间，引发睡眠不足；二是屏幕使用本身的内容可引起生理和心理上的兴奋，增加觉醒程度，从而影响睡眠；三是夜晚电子产品屏幕的光线可抑制体内褪黑素的正常分泌，而褪黑素作为调节人体昼夜节律、维持睡眠-觉醒周期的核心物质，被抑制后可引起昼夜节律延迟，导致入睡困难。这些新发现凸显了早期预防和控制手机等电子产品过度使用的重要性，同时应对各种睡眠和情绪问题进行早期干预，以防恶性循环。

但是，研究发现，白天在户外光照下的时间越长，晚上睡觉的时间越早，第二天早晨醒来就越容易；自我报告幸福感更高，更低的神经质，情绪低落和快感缺乏的频率较低。所以，增加白天的自然光线暴露会增强昼夜节律，也能改善睡眠。

（七）行为干预

行为干预又称行为治疗，对儿童失眠等睡眠问题干预效果显著，具体包括以下几类方案：

1. 标准消退法　从安置儿童上床睡觉到早上起床，除了安全和健康方面的考虑，需要忽视儿童的不当行为（如哭闹、叫喊）；目标是通过撤去对不当行为的强化而使其减少或消失。

2. 渐进消退法　在预设的一段时间内先忽视儿童的睡前不当行为（哭闹、发脾气或反复要求），然后再简短察看儿童的状况；可使用渐变时间（如先 5min，再 10min）或固定时间（每隔 5min）；与标准消退法一样，目标是培

养儿童的自我安抚能力，使儿童能够不依赖外界的特定条件而学会独立入睡。

3. **良好睡前程序**　帮助儿童建立一套固定顺序、愉快、安静的睡前程序，为睡眠做好准备；可以暂时性地推迟儿童的就寝时间，以便能在希望的时间内睡着，随后按照一定的时间表（如 15min）逐渐将就寝时间提前；如果儿童不能在希望的时间内睡着，就让儿童起床，处于安静平和的环境下，待儿童想睡了再上床。

4. **定时提前唤醒**　对儿童夜醒规律进行详细记录，然后在常规夜醒时间前 15~30min，轻拍唤醒儿童，再让其重新入睡，从而使常规夜醒不再出现；这一方法尽管被证明有效，但是父母接受度较低，且不适用于低龄儿童。

5. **父母教育 / 预防**　通过对家长进行宣传教育，预防睡眠问题的发生；这通常要与其他行为干预技术结合使用。

6. **认知重建**　指导儿童或家长调整失眠有关的消极思维。例如，"今晚或许能睡好"代替"今晚一定睡不着""每个人的睡眠需求都不一样"代替"必须睡够 8h 或 10h"。

二、应对失眠的自我干预法——刺激控制法

儿童青少年承载沉重的学习压力和适应社会的压力，同时，儿童青少年时期是身体各种激素变化最为快速的时期，会带来一系列心理问题，如抑郁、焦虑等。心理、精神因素导致的失眠，实际上是一种行为上的条件反射，有效的方法之一是行为治疗，刺激控制疗法为首选的行为治疗方法。

刺激控制法是一套帮助失眠者减少与睡眠无关的行为和建立规律性睡眠——觉醒模式的程序。该项技术是由芝加哥西北大学的布特津于 1978 年创立的，旨在使失眠者不要与失眠的条件建立联系，而与睡眠建立关系，并使机体形成正常的睡眠——觉醒节律。它有 6 条基本指令，具体是：

1. 只有当你感到瞌睡时才上床。

2. 除了睡觉以外，其他时间不要待在床上或卧室里。把床当作睡觉的专用场所，不在床上从事与睡觉无关的活动，不要躺在床上看书、写作业、看电视、玩游戏等。

3. 躺在床上 20min 后如果仍睡不着，必须起床离开房间，去做一些温和的事，如：在客厅慢慢踱步，只在真正有了睡意时才上床。上床后如又不能迅速入睡，可马上起床，在沙发上坐一会儿，等再有睡意才回床。假如始终没有

睡意，那就得如此这般直到天明。

4. 整夜之中，只要中途醒了而又不能迅速再入睡，都应按上述的方法处理。

5. 每天早晨坚持在同一时刻醒来并起床，而不管晚上睡得如何。

6. 白天绝不上床睡觉，也不在沙发打盹。

要特别注意的是，睡不着离开房间的时候，就不要带着自己最终还会回到床上的念头，你脑子要想你不再睡了，你不能再睡了。你起床后所进行的活动，要温和、平静、少刺激，灯光应尽量暗一些，不要吃东西或做体操。

条件反射的建立是一个缓慢过程，要持之以恒才能获得疗效。开始时，会睡得很少，但如果能坚持训练下去，睡眠时长会加长。这种行为疗法对心因性失眠者疗效较好，不妨一试。

三、应对失眠的自我干预法——睡眠限制法

大脑的兴奋性受到来自手机、电视、书籍等信息的影响，破坏了最直接最简单的"上床就睡"模式，无意中延长了卧床时间。也有部分失眠者，感觉夜间睡眠浅、梦多，或者早上没有太重要的事，可以醒后赖床，或醒了之后又再入睡，通过赖床或再入睡来寻找彻底舒适或清醒的感觉。这是有意延长起床时间的失眠者，或者赖床者。还有一些失眠患者，白天感觉困倦就睡一睡。学习压力因为困倦或精力不济而偏大，压力积累又让精神或身体更疲惫。他们不愿意活动，有机会就补瞌睡，能够在不舒适的座位上或桌子上睡上一会儿，或者白天多次上床睡觉。而睡眠限制疗法，就适合用于以上的失眠情况。通过缩短卧床中的清醒时间，增加入睡的驱动能力以提高睡眠效率。

睡眠限制法是适用于普通的或困难的失眠症患者的一套非常经典有效的行为干预措施。可以独立应用于失眠治疗的行为方法，也可以配合药物治疗或物理治疗同步进行。睡眠限制法是打破习惯性睡眠模式的强有力手段，强力建立床与睡眠的条件反射，剥夺床上一切的非睡眠行为。目的在于减少失眠者卧床总时间，增加睡眠时长占卧床时长的比例，使失眠者对睡眠的渴望增加。最终可以达到上床就睡着，夜间几乎不醒，精力更充沛。

睡眠限制法的要点：①减少卧床时间，可以一次减少1.5h；也可以每次减少0.5h，分多次逐步减少；②可以延迟入睡，提早起床，减少日间睡眠，或者进行组合的缩短睡眠时间的调整，以便卧床时间接近睡着的时间；③行动的目

标是提升睡眠效率超过 85%，即睡着时间 / 卧床时间 > 85%；④睡眠效率只有持续 1 周超过 85% 的时候，才可延长 15 ~ 30min 的卧床时间；⑤当睡眠效率低于 80% 时，必须继续减少 15 ~ 30min 的卧床时间；⑥睡眠效率在80% ~ 85%，则保持卧床时间不变；⑦避免非习惯性的午睡，如果失眠之前有午睡习惯，可以有不超过 30min 的午睡，严格的睡眠限制是不容许午睡及其他任何时间的小睡；⑧每天尽量保持规律的入睡、起床时间。通过以上行动，引起轻度睡眠剥夺。

实施睡眠限制法的条件：睡眠教育、刺激控制法、药物治疗等方法效果不佳；失眠者有强烈的意愿借助非药物手段来恢复睡眠；必须主动邀请并得到老师和家长的帮助，在专业人士的帮助下建议进行渐进式的睡眠限制法；对行动必须有严格的日记，包括睡眠日记，被帮助的日记，情绪日记等；必须计划和执行非睡眠状态的多项活动，保持困倦状态下的神经唤醒；除外发作性睡病、睡眠呼吸暂停综合征等特殊睡眠障碍；除了失眠，没有严重的躯体疾病；极端限制式的睡眠限制法，要求更好的躯体健康状态；及时得到精神心理科医生、睡眠科医生的指导。

四、应对儿童失眠的放松训练

放松疗法是通过一定的训练，学会把全身肌肉松弛下来，控制自己的情绪，使身心变得轻松，以期达到缓解紧张、焦虑不安等心理情绪，从而改善失眠。这里主要介绍 4 种方法：一是渐进性肌肉放松法即通过对肌肉群体验紧张 - 松弛的交替练习来达到完全放松。二是腹式呼吸法：运用腹部启动的呼吸；用鼻子吸气，腹部鼓起，再用嘴巴呼出，腹部收起。三是自我训练法：通过想象来增加外周血流量最终感到四肢末端很温暖。四是意象训练法：是选择一个放松的画面或回忆再现该画面来体会放松的感觉。

这些方法一般需要在专业人员的指导下进行，只要患儿配合、训练得法，坚持训练，大都可以得到满意的干预效果。详细训练方法可以查看有关资料文献。

五、小结

儿童青少年睡眠问题的干预，除药物治疗、心理治疗和物理治疗等主要手段外，还应关注儿童青少年生活方式变化所带来的不良影响。良好睡眠节律的形成和良好的生活习惯是密不可分的，如规律作息、均衡营养、积极的体育锻炼、睡前的良好习惯、减少屏幕使用时间，都有助于形成良好的睡眠习惯，这是儿童青少年一生宝贵的健康财富。一旦由于一些特殊的状况扰乱了睡眠节律，我们也可以通过良好的睡眠生活方式来加以调整，我们还可以通过失眠的刺激控制法和睡眠限制法等自我调节方法，努力维护正常睡眠节律。最终，我们通过良好生活方式的保持和干预，帮助儿童青少年保持良好的睡眠质量，从而促进儿童青少年的身心健康。

（边国林　周东升　龚清海）

第二节　睡眠问题的药物干预

一、失眠

失眠是在睡眠时间安排符合该年龄儿童需求且睡眠环境条件适合的情况下，儿童持续存在睡眠启动、睡眠持续或睡眠质量等问题，并导致儿童及整个家庭的日间功能受损。儿童失眠症首先要满足失眠症的总体诊断标准。与成人不同的是，儿童失眠症状通常由家长报告，反映了家长对儿童睡眠的主观认识。当儿童出现失眠症时，干预措施首选行为、心理治疗，如果效果不理想时，可以考虑药物治疗，药物治疗一般只用于儿童慢性失眠，并与行为治疗联合使用，用药时间也不宜过长，并须严密监测。儿童失眠药物治疗的有效性、安全性和耐受性方面尚缺乏足够的循证证据支持，更多的是基于临床经验。存在药物的适应证时，建议考虑：

1. 选用药物应当针对主要症状。

2. 使用催眠药物前应先治疗其他睡眠障碍（如阻塞性睡眠呼吸暂停、不宁腿综合征和周期性肢体运动障碍等）。

3. 选择药物须权衡利弊，与儿童的年龄和神经发育水平相适应。儿童失眠可选用的治疗药物类型包括抗组胺类、α-受体激动剂、褪黑素、铁剂、苯二氮䓬类药物等。

下面介绍临床上较为常用的几种药物。

（一）盐酸苯海拉明

盐酸苯海拉明的化学名称为 N，N- 二甲基 -2-（二苯基甲氧基）乙胺盐酸盐，是一种竞争性 H_1 受体阻断药，对中枢和外周神经系统有多重作用。苯海拉明可迅速从胃肠道吸收，没有任何胃刺激性。血液和组织水平在摄入后 2h 内达到峰值。它是许多非处方药，包括抗过敏、镇静、催眠、止咳和止吐制剂的有效成分。苯海拉明的特点是乙胺基团，使其具有高度亲脂性，能够穿透血 - 脑脊液屏障，占据大脑中的 H_1 受体位点，大量 H_1 受体位于大脑额叶和大脑深层结构。为了评估苯海拉明对成人和儿童睡眠障碍的作用，开展了多项研究。如果在睡前服用，观察到睡眠延迟时间和醒来次数显著减少。平均剂量苯海拉明后的活动时间为 4～6h。血浆苯海拉明水平超过 30ng/mL 会引起嗜睡。成人的建议剂量是每 4～6h 服用 25～50mg，而儿童应服用最低有效剂量（最低 0.5mg/kg 体重，最高 25mg）。治疗剂量苯海拉明最常见的不良反应是意识受损。过量用药的主要特征是抗胆碱能作用，包括发热、散瞳、视物模糊、口干、便秘、尿潴留、心动过速、肌张力障碍和精神异常。

（二）水合氯醛

水合氯醛是三氯乙醛的水合物，一种常用的镇静催眠药，用于儿童和成人。通常剂量范围在 25～50mg/kg 体重，最高为每剂次 1g。水合氯醛经胃肠道吸收后，经乙醇脱氢酶转化为活性代谢物三氯乙醇。三氯乙醇微脂溶性，能穿透血 - 脑脊液屏障。三氯乙醇是一种中枢神经抑制剂，能引起嗜睡和镇静，并在 1h 内入睡。三氯乙醇药物半衰期为 8～12h。治疗剂量通常能最低限度地降低血压，轻微抑制呼吸，但保护气道反射不受影响。然而，患有阻塞性睡眠呼吸暂停、哮喘或某些脑白质或脑干疾病的儿童可能发生呼吸障碍的风险增加。用药过量会导致深度昏迷和昏迷、心肌收缩力下降、不应期缩短等心血管的不稳定情况。人对其镇静作用可能产生耐受性。考虑到潜在的不良反应和耐受性，不宜长期使用水合氯醛治疗失眠。

（三）褪黑素

褪黑素（N- 乙酰基 -5- 甲氧基色胺）是松果体分泌的主要激素。由于松果体缺乏血 - 脑脊液屏障，它对外周活性药物的影响很敏感。褪黑素是由前体色氨酸合成的，色氨酸羟化为 5- 羟色氨酸，然后脱羧生成 5- 羟色氨酸。然后 N-乙酰化，通过羟吲哚 -O- 甲基转移酶转化为褪黑素。松果体的生产表现出高振幅的昼夜节律，导致血浆水平白天低，晚上高。褪黑素可能具有一种定相作用，而不是直接的催眠作用。虽然褪黑素在以昼夜节律为基础的睡眠障碍中有一定作用，如时差反应和睡眠阶段延迟综合征，但褪黑素的催眠作用还没有得到很好的证明。很多关于褪黑素疗效的相互矛盾的报告被归因于褪黑素的剂量、给药时间、实验方法和受试者的多样性可能存在差异。对于成人，夜间 0.1 ~ 0.3mg 的生理剂量可以产生正常夜间范围内的血清浓度（50 ~ 200pg/mL）。褪黑素在睡前 2h 服用比在睡前立即服用更有效，对于短期失眠，在 0.3 ~ 10mg 的剂量范围内使用。儿童的使用剂量尚不清楚，但在一组 15 名患有慢性睡眠障碍（包括睡眠片段化和睡眠阶段延迟）的神经功能受损患儿的研究中，2 ~ 10mg 的剂量可导致他们的睡眠主观改善。儿童使用褪黑素可能对由昼夜节律因素引起的失眠最有效，包括睡眠相延迟综合征。一项 6 ~ 12 岁睡眠性失眠儿童服用 5mg 褪黑素双盲、安慰剂对照试验显示，接受褪黑素治疗组提前 63min 入睡，总睡眠时长增加 41min。

二、嗜睡症与发作性睡病

　　嗜睡症是一种慢性神经疾病，特征是白天极度嗜睡，夜间睡眠时长正常或有延长，并伴有频繁且常超时的小睡。但夜间睡眠和小睡通常并不能起到提神作用。在这种疾病中，清醒、睡眠和做梦的大脑之间的界限模糊不清。嗜睡症患者醒着的时候会感到困倦；嗜睡症患者会因为觉醒而扰乱睡眠。嗜睡症的一个病症是由大笑等情绪诱发的肌肉张力突然丧失，这被称为猝倒。治疗嗜睡症的方法同样包括行为治疗和药物治疗。发作性睡病是一种原因不明的慢性睡眠障碍，临床上以不可抗拒的短期睡眠发作为特点，多于儿童或青年期起病。往往伴有猝倒发作、睡眠瘫痪、睡眠幻觉等其他症状。药物治疗必须考虑到可能的不良反应，可产生耐受性或成瘾。医生必须监测与药物相关的高血压、肝功能异常、抑郁、易怒、厌食、失眠或精神病的发展。

（一）安非他明和盐酸哌甲酯

　　目前还没有专门针对发作性嗜睡症儿童进行的双盲、安慰剂对照药物试验。最广泛用于治疗白天过度嗜睡的药物是中枢神经系统兴奋剂。安非他明于

1935 年首次被提出用于治疗白天过度嗜睡。单次口服安非他明的警觉作用在服用后 2 ~ 4h 达到峰值，许多患者需要每天服用一次或两次。然而，服用安非他明可能出现一些不良反应，包括易怒、焦虑、紧张、头痛、精神病、心动过速、高血压、夜间睡眠障碍、耐受性和药物依赖。盐酸哌甲酯是治疗儿童注意缺陷综合征的主要药物，后来被用来治疗发作性睡病和嗜睡症，因为它的半衰期较短，类似不良反应的发生率较低。主要不良反应包括胃部不适、食欲降低、头疼、心率加快等，其成瘾性不大。为避免影响夜间睡眠，建议早晨或中午服药。

（二）莫达非尼和 γ- 羟基丁酸

两种不同作用模式的药物改变了发作性嗜睡症的一线治疗方法。第一种是莫达非尼，它被认为是一种"催眠药"，而不是一种非特异性刺激剂。莫达非尼的作用机制尚不完全清楚，它在大脑中的神经元靶点包括下丘脑和杏仁核。初始剂量应该相对较低，50 ~ 100mg，以避免头痛。以后可增加剂量至 200 ~ 400mg/d，分两次服用。由于药物半衰期较长，第二次剂量最好在下午 2 点前服用。最常见的不良反应是头痛，如果随着时间的推移逐渐增加剂量，这种负面影响可能会消除。莫达非尼可作为治疗儿童嗜睡症白天过度嗜睡的首选药物。

第二种药物是 γ- 羟基丁酸（γ-hydroxy butyrate，GHB），于 2002 年 7 月在美国食品和药品监督管理局获得批准。这是首个被批准用于猝倒的药物。由于大部分发作性睡病患者存在夜间睡眠紊乱，表现为易醒、入睡后觉醒时间增加等，日间思睡可能与此有关，改善夜间睡眠后日间思睡或可缓解。但常规的镇静催眠药并不能达到此效应，GHB 具有强大的中枢神经抑制作用，可以增加慢波睡眠及 REM 睡眠比例。在睡前给药时，能减少猝倒、日间思睡。口服 GHB 吸收快但不完全，高脂肪食物会延缓和减少吸收。主要通过肝脏代谢，半衰期 0.5 ~ 1h。药代动力学是非线性的，当剂量从 4.5g 增加到 9g 时，血浆浓度增加 3.7 倍。GHB 的有效剂量为 6 ~ 9g/d，16 岁以下患者的给药应慎重。

（三）氯米帕明和氟西汀

猝倒似乎对去甲肾上腺素能再摄取阻断特性的药物反应最好。目前还没有针对儿童的抗猝倒药物的系统试验。青春期后的青少年通常被视为年轻人。在这个人群中，氯米帕明和氟西汀使用更为普遍。这两种药物都有活性去甲肾上腺素能再摄取阻断代谢物（去甲氯米帕明和去氟西汀），可能通过这些代谢物介导产生治疗作用。一些化合物已被发现对儿童猝倒有效，特别是丙咪嗪和去西帕明。氯米帕明和丙咪嗪有抗胆碱能的不良反应，使用应谨慎。氟西汀治疗可避免这些不良反应。

三、阻塞性睡眠呼吸暂停

阻塞性睡眠呼吸暂停是指由于睡眠时上气道反复塌陷、阻塞，引起呼吸暂停、通气不足，造成间歇性缺氧、高碳酸血症以及睡眠结构紊乱，进而使机体发生一系列病理生理改变的临床综合征。主要临床表现为睡眠打鼾、呼吸暂停及白天嗜睡、疲乏、记忆力下降等。阻塞性睡眠呼吸暂停是指不仅严重影响患者的生活质量和工作效率，而且易并发心脑血管疾病，具有潜在的危险性，可影响儿童生长发育。大多数阻塞性睡眠呼吸暂停患儿经扁桃体和腺样体切除术临床症状和多导睡眠监测结果都有改善。对于手术后未完全治愈或有其他相关疾病，如唐氏综合征或肥胖的患儿，鼻气道正压治疗是一个可行的选择。大多数情况下，阻塞性睡眠呼吸暂停的药物干预作用是有限的。

鼻腔类固醇

鼻腔类固醇（如氟替卡松和布地奈德）被建议作为治疗儿童阻塞性睡眠呼吸暂停的药物。对于轻度及中度 OSA 患儿，经临床评估为腺样体和 / 或扁桃体肥大，特别是腺样体肥大患儿，除了其他口腔颌面及上气道梗阻问题后，可使用鼻用糖皮质激素作为治疗药物；尤其是合并鼻塞、流涕、喷嚏及闭塞性鼻音等鼻炎症状的患儿，鼻用糖皮质激素可作为推荐使用。Brouillette 等提出，使用 6 周疗程鼻腔剂氟替卡松喷雾可降低腺样体和扁桃体肥大儿童阻塞性睡眠呼吸暂停的严重程度。鼻腔氟替卡松喷雾可降低混合性、阻塞性睡眠呼吸暂停和低通气的频率，这表明外用糖皮质激素可能有助于改善儿童阻塞性睡眠。对于患有过敏性鼻炎儿童，孟鲁司特单独使用或与鼻用类固醇一起使用时可能有助于缓解症状。

四、不宁腿综合征和睡眠时的周期性肢体运动障碍

不宁腿综合征（restless leg syndrome，RLS）是一种常染色体显性的慢性神经系统疾病，系指小腿深部于休息时出现难以忍受的不适，运动、按摩可暂时缓解的一种综合征，又称"不安肢综合征"，其临床表现通常为夜间睡眠

时，双下肢出现极度的不适感，迫使患者不停地移动下肢或下地行走，导致患者严重的睡眠障碍。周期性肢体运动障碍（periodic limb movement disorder，PLMD）是指在睡眠时出现的周期性、反复发作的、高度刻板的肢体运动所导致的睡眠障碍。由于这种活动较常见出现在下肢，因此通常被称为"周期性腿动"。常与不宁腿综合征同时存在。目前关于儿童及青少年 RLS/PLMD 的药物治疗的证据极少，需要考虑药物治疗的风险与获益。

（一）左旋多巴和卡比多巴

左旋多巴（larodopa、dopar、l-3,4- 二羟基苯丙氨酸）是多巴胺的代谢前体，用于治疗帕金森病。它也被用于治疗成人和儿童的 RLS。左旋多巴本身基本上是惰性的。在大脑中，左旋多巴通过脱羧转化为多巴胺。产生的多巴胺产生治疗效果。在现代临床实践中，左旋多巴几乎总是与外周作用的芳香 1 - 氨基酸脱羧酶抑制剂（如卡比多巴）联合使用。在治疗儿童 RLS/PLMD 的临床实践中，恶心是目前为止最常见的不良反应。由于儿童对不良反应敏感，有必要开始低剂量治疗（每天服用 25/100 左旋多巴 / 卡比多巴片的一半），并根据耐受性每隔几天增加剂量。缓解 RLS/PLMD 症状的治疗剂量低于治疗帕金森病的剂量。最大剂量由不良反应决定，但大多数儿童至少需要 75mg 卡比多巴和 1.5g 左旋多巴。

（二）选择性多巴胺受体激动剂

选择性多巴胺受体激动剂是治疗周期性肢体运动障碍和睡眠脚动症的有效药物。它们的不良反应比卡比多巴 / 左旋多巴要少。普拉克索、罗匹尼罗是这类药物中最常用的。选择性多巴胺受体激动剂与卡比多巴 / 左旋多巴有相似的不良反应，但频率较低。与卡比多巴 / 左旋多巴相比，这些药物更有效，允许更低的剂量。在这些药物中，普拉克索在作者的经验中特别有效。Montplaisir 等人在一项成人双盲、安慰剂对照研究中发现普拉克索有效。在这项研究中，成人的起始剂量为 0.375mg。对儿童而言，可用的最低剂量是经验起始剂量。普拉克索为 0.125mg 片剂。这种药片有刻痕，如果需要更低的起始剂量，可以减半。

铁是大脑产生多巴胺的辅助因素。RLS 患者可能与某些脑区缺铁有关。有研究结果显示，补铁治疗可改善患儿 RLS 严重程度及降低 PLMD。

（严　旺　王国安）

第三节　睡眠问题的物理干预

物理疗法是指应用自然界和人工的物理能量防治疾病的方法，有电、磁、声、光、热、按摩、针灸、冷冻等多种形式。主要疗效：①促进血液循环，改善局部组织的营养，提高细胞组织的活力，加快病理和代谢产物的吸收或排除；②对神经系统可起抑制和兴奋作用，前者能镇静、止痛和缓解痉挛，抑制大脑皮质中的病理兴奋灶；③提高体温和心血管系统的调节能力，增强抵御疾病和适应环境变化的能力。物理疗法有悠久的历史，特别是 20 世纪 70 年代以来，其适应证扩大，效果提高。

儿童睡眠障碍机制可能为神经可塑性受损及睡眠生物节律紊乱，同时伴随脑电波异常。而电刺激和磁刺激可促进神经可塑性恢复，并调节睡眠生物节律，促进异常的脑电恢复正常，从而为其治疗失眠提供了可能的神经机制。目前应用于儿童睡眠障碍临床治疗的技术主要为经颅磁刺激、经颅直流电刺激和微电流刺激。

一、重复经颅磁刺激

重复经颅磁刺激（repetitive transcranial magnetic stimulation，rTMS）是国际上成熟的物理治疗手段，是"21 世纪四大脑科学技术"之一。伴随"脑科学"时代的来临，经颅磁刺激（transcranial magnetic stimulation，TMS）技术展露出广阔的发展空间。中国专家团队从 1986 年就开始了 TMS 技术的研究，并于 1988 年研制出中国第一台经颅磁刺激仪，与世界先进水平保持同步。

经颅磁刺激基本原理为法拉第电磁感应和神经生物电学，通电线圈产生变化的磁场，透过颅骨，在局部大脑皮质产生诱发电流刺激神经元，调节皮质及相关神经环路的活动，是一种安全、无创的神经调控技术。将 TMS 贴近头部皮肤会感觉到轻轻的敲击感，这就是磁刺激穿过颅骨作用于脑部的状态（图 4-1）。

TMS 治疗作为一种安全有效的手段已经广泛应用于治疗抑郁、焦虑、认知功能损害等领域，近年来应用于失眠，与药物治疗和心理治疗相比它具有三大优势：①安全、无痛、无创，没有药物相关不良反应；②有效，起效快，经过 7 ~ 14d 的治疗（10 ~ 20 次）失眠症状改善后，能够在相当长的时间内维持治疗效果；③适用人群广，主要用于成人，国内外研究显示 TMS 对青少年、孕妇以及老人（无癫痫病史）同样安全有效。

　　TMS可以定向调节人脑的皮质兴奋性和神经递质水平，产生自然慢波相似的睡眠慢波（图4-2），诱导特定脑电波活动，从而从多个方面缓解不同的失眠症状。

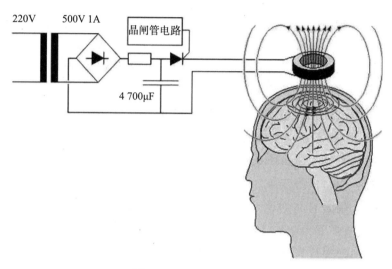

图 4-1　TMS 原理示意图

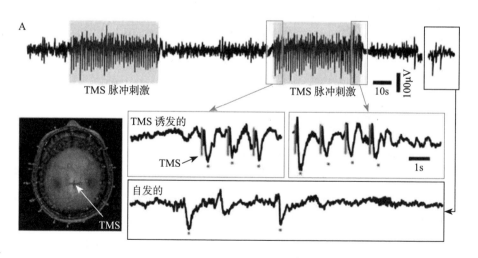

图 4-2　睡眠过程中低频 rTMS 诱发的慢波与自发的慢波

1. **入睡困难** TMS 可以诱导人脑慢波脑电活动，调控兴奋水平，有效缩短入睡时间，缓解入睡困难的睡眠问题，从而提高睡眠质量，改善精神状态。

2. **多梦、梦魇** 这些问题与大脑的兴奋水平密切相关，TMS 治疗可以针对症状对大脑皮质的活动水平进行定向调节，抑制异常兴奋的脑区，从而起到改善睡眠的效果。

3. **片段式睡眠、醒后难以入睡等问题** TMS 可以作用于睡眠周期的多个阶段，针对个体差异从多方面提高睡眠质量。

4. **其他** 对于抑郁、焦虑等因素引起的失眠，TMS 既可以改善失眠，又可以改善抑郁和焦虑情绪。

冯虹等采用 rTMS 改善儿童抑郁症患儿睡眠障碍，儿童睡眠习惯问卷（ASHQ 评分）测评结果明显改善。天津医科大学 Gao Lei 等采用 rTMS 调节双侧背外侧前额叶（dorsolateral prefrontal cortex，DLPFC）对孤独症症状和睡眠障碍治疗，取得良好效果。Gao Lei 团队采用参数为右侧背外侧前额叶刺激频率为 1Hz，刺激时间为 32s，刺激次数为 32 次，间歇时间为 1s，重复次数为 28 次，刺激强度为 25% MT；左侧背外侧前额叶刺激频率为 10Hz，刺激时间为 3.2s，刺激次数为 32 次，间歇时间为 10s，重复次数为 45 次，刺激强度为 25% MT，共计治疗 8 周。

宁波大学附属康宁医院采用重复经颅磁刺激右侧高频 10Hz 1 800 脉冲，Cz 点连续爆发式脉冲刺激（continuous theta burst stimulation，cTBS）1 800 脉冲，治疗一名患 ADHD 合并对立违抗、冲动伴遗尿的 10 岁儿童，每天治疗 1 次，连续治疗 30 天，多动得到良好控制，遗尿现象消失，同时睡眠质量得到显著提高。

二、经颅直流电刺激

经颅直流电刺激（transcranial direct current stimulation，tDCS）是一种非侵入性的，利用恒定、低强度直流电（0～2mA）调节大脑皮质神经元活动的技术。tDCS 有两个不同的电极及其供电电池设备，外加一个控制软件设置刺激类型的输出。刺激方式包括 3 种，即阳极刺激、阴极刺激和伪刺激。阳极刺激能增强刺激部位神经元的兴奋性，阴极刺激则降低刺激部位神经元的兴奋性（图 4-3）。神经生理实验证明，神经元通过放电频率改变对静态电场（直流电）起反应。因此，当 tDCS 的正极或阳极靠近神经元胞体或树突时，神经元自发放电增加；而电场方向颠倒时神经元放电减少。与 TMS 结果不同的是，tDCS 影响的只是已经处于活动状态的神经元，不会使处于休眠状态的神经元放电。另外，tDCS 刺激足够时间后停止刺激，此效应会持续长达 1h。tDCS 也不同于其他作用于大脑和神经的传统电刺激技术，它不会导致神经元细胞自发放电，也不会产生离散效应（如与传统刺激技术相关的肌肉抽搐）。研究显示，tDCS 同时进行阴极（抑制）刺激小脑和阳极（兴奋）刺激 DLPFC 可以改善睡眠质量。

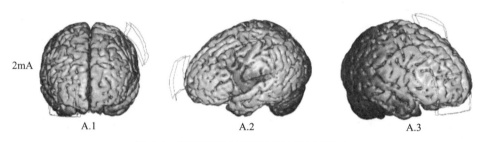

图 4-3　经颅直流电刺激不同部位电场图

注：A.1 ~ A.3 三图依次从正视图和左右视图展示了 tDCS 阴阳极放置部位的神经元放电情况。

D'Urso G 等采用 tDCS 治疗儿童孤独症患儿，7 名年龄在 9 ~ 13 岁的 ASD 患者接受了 20 次每天一次，每次 20min 的右侧小脑叶阴极刺激。临床反应表现为症状特异性时间过程，睡眠质量和情绪的改善早于多动症和社交退缩。患儿普遍接受该治疗，耐受性良好，未报告严重不良事件。Rothenberger A 等认为与皮质 - 脊髓兴奋性相关的运动抑制机制为神经调节治疗（例如，脑电神经反馈、重复性经颅磁刺激、经颅直流电刺激等）提供依据，可针对神经元缺陷治疗和 / 或加强代偿作用。Brandejsky L 在系统综述中提到，tDCS 对儿童失眠具有积极的治疗作用。

三、微电流刺激

微电流刺激仪（cranial electrotherapy stimulator，CES）是指利用低强度特定波形电流刺激大脑、下丘脑、边缘网状结构，调节大脑兴奋性，治疗失眠、焦虑或缓解症状。这种疗法通过夹在耳垂上的耳夹电极产生微安级别的微电流刺激大脑，改善异常脑电波，调节大脑神经递质和应激激素的分泌，从而达到治疗的目的。CES 疗法安全有效，在欧美地区已经获得医疗系统认可，2000年初进入中国，目前在我国临床心理科、精神科、康复科等有较广泛使用。

相关研究证实，CES 治疗仪所发出的微电流可通过大脑的边缘系统进一步作用于丘脑等部位，在显著增加 α 波活动水平的同时可一并减少 δ 波与 θ 波的活动水平，同时还能促进 5- 羟色胺、β 内啡肽以及 γ- 氨基丁酸的分泌。上述机制不仅可帮助患者感觉到放松，而且具有持久的抗抑郁与抗焦虑功效，故有学者认为其对不良睡眠形态的纠正可能也会发挥一定的积极作用。

四、光照法

光是生物节律的主要授时因子，光照驱动着人体生物钟。光疗法是治疗睡眠障碍的常用方法之一，主要用于睡眠节律失调性睡眠障碍，如睡眠时相延迟综合征患者、睡眠时相提前综合征患者、倒班引起的睡眠障碍和有时差问题者。合理的定时光照能够重塑昼夜节律，如在醒来后一段时间或在上床前的一段时间进行，在傍晚光照一般会引起生物节律延迟，早晨光照会使生物钟节律提前。室内光线大约是 150lux，而治疗用的亮度达到 2 500lux 至 10 000lux。光照治疗的作用机制主要是通过与视网膜神经节细胞相互作用，影响下丘脑控制昼夜节律的视交叉上核以及抑制松果体分泌褪黑素。对于睡眠障碍患者，可以使用自然光或光照装置发出的人造光，将光箱放置于桌面上能够与患者眼睛平视，光箱离患者眼睛水平距离大约 1m，根据不同睡眠障碍类型选择光照暴露时间。一般 2 ~ 3 周即可见效。目前光照疗法推荐与药物或其他治疗方法联合治疗失眠障碍。

五、小结

近年来，物理治疗的发展迅速，尤其在药物治疗不良反应多、心理行为干预起效慢等因素下，物理治疗以绿色、疗效确切、不良反应少、见效快等优势日益受到重视。然而目前相关研究尚少，已有研究主要集中在临床观察，尚缺少循证医学证据，随着更多临床随机对照研究和神经生物学机制的探索，相信儿童睡眠障碍的物理干预手段将更加丰富。

（周东升　边国林）

参考文献

[1] 禹海航，胡珍玉. 轻松好睡眠. 北京：团结出版社，2020.

[2] 何海燕，宁曼，王睿，等. 学龄前儿童睡眠障碍与情绪行为问题的关联. 中国学校卫生，2021，09：1344－1347.

[3] YAN L,DENG Y,CHEN J, et al. Clinical and electroencephalography characteristics of 41 children with epileptic spasms onset after 1 year of age. Epilepsy Behav,2022,135:108902.

[4] DUMUID D,OLDS T,WAKE M, et al. Your best day:an interactive app to translate how time reallocations within a 24-hour day are associated with health measures. PLoS One,2022, 17(9):e0272343.

[5] DALAL M,CAZORLA-LANCASTER Y,CHU CG, et al. Healthy from the start-lifestyle interventions in early childhood. Am J Lifestyle Med,2022,16(5):562-569.

[6] SHIKANO A,NOI S. Go/no-go task performance of Japanese children:differences by sex, grade,and lifestyle habits.Front Public Health,2022,10:883532.

[7] AFONSO A,JACINTO G,INFANTE P, et al. Primary school children's sleep habits:association with socioeconomic factors and physical activity habits.Children (Basel),2022,9(7):965.

[8] HIRSHKOWITZ M, WHITON K, ALBERT SM, et al. National sleep foundation's sleep time duration recommendations: methodology and results summary. Sleep Health, 2015, 1(1): 40-43.

[9] WANG Y, LUO S, HOU Y, et al. Association between overweight, obesity and sleep duration and related lifestyle behaviors is gender and educational stages dependent among children and adolescents aged 6-17 years: a cross-sectional study in Henan. BMC Public Health, 2022, 22(1): 1650.

[10] JIANG Y, ZHU Z, TAN X, et al. Effect of repeated low-level red- light therapy in myopia control in children: a multicenter randomized controlled trial. Ophthalmology, 2021, 129(5): 509-519.

[11] XU X, ZHENG F, CAI Y, et al. Sleep health and its related influencing factors in primary and middle school students in Fuzhou: a large multi-center cross-sectional study. Front Public Health, 2022, 10:924741.

[12] AYAKI M, TORII H, TSUBOTA K, et al. Decreased sleep quality in high myopia children. Sci Rep, 2016, 6: 33902.

[13] CAROLLO A, CHAI W, HALSTEAD E, et al. An exploratory analysis of the effect of

demographic features on sleeping patterns and academic stress in adolescents in China. Int J Environ Res Public Health, 2022, 19(12):7032.

[14] RAYAPOULIE A, GRONFIER C, FORHAN A, et al. Longitudinal association between sleep features and refractive errors in preschoolers from the EDEN birth-cohort. Sci Rep, 2021, 11(1): 9044.

[15] ARAGÓN-MARTÍN R, GÓMEZ-SÁNCHEZ MDM, MARTÍNEZ-NIETO JM, et al. Independent and combined association of lifestyle behaviours and physical fitness with body weight status in schoolchildren. Nutrients, 2022, 14(6):1208.

[16] LAN L, PAN L, LIAN Z, et al. Experimental study on thermal comfort of sleeping people at different air temperatures. Build and Environment, 2014, 73: 24-31.

[17] 赵忠新. 睡眠医学. 北京：人民卫生出版社，2016.

[18] 刘帅，张斌.《中国失眠障碍诊断和治疗指南》解读. 中国现代神经疾病杂志，2017，17（9）：633-638.

[19] 中国睡眠研究会. 中国失眠症诊断和治疗指南. 中华医学杂志，2017，97（24）：1844-1856.

[20] 沈晓明. 儿童睡眠与睡眠障碍. 北京：人民卫生出版社，2002.

[21] 张秀华，韩芳，张悦，等. 睡眠医学理论与实践. 北京：人民卫生出版社， 2010.

[22] TOUITOU Y. Human aging and melatonin:clinical relevance. Exp Gerontol, 2001, 36(7):1083-1100.

[23] WAGNER J, WAGNER ML, HENING W A. Beyond benzodiazepines: alternative pharmacologic agents for the treatment of insomnia. Ann Pharmacother,1998,32(6):680-691.

[24] SMITS MG, NAGTEGAAL EE, VAN DER HEIJDEN J, et al. Melatonin for chronicsleep onset insomnia in children: a randomized placebo-controlled trial. J Child Neurol, 2001, 16(2):86-92.

[25] ASHTON H. Guidelines for the rational use of benzodiazepines: when and what to use. Drugs, 1994, 48(1):25-40.

[26] SALVA P, COSTA J. Clinical pharmacokinetics and pharmacodynamics of zolpidem: therapeutic implications. Clin Pharmacokinet, 1995, 29(3):142-153.

[27] WEITZEL KW, WICKMAN JM, AUGUSTIN SG, et al. Zaleplon: a pyrazolopyrimidine sedative-hypnotic agent for the treatment of insomnia. Clin Ther, 2000, 22(11): 1254-1267.

[28] TSUTSUI S. A double-blind comparative study of zolpidem versus zopiclone in the treatment

of chronic primary insomnia. J Int Med Res, 2001, 29(3): 163-177.

[29] TERZANO MG, ROSSI M, PALOMBAV, et al. New drugs for insomnia: comparative tolerability of zopiclone, zolpidem and zaleplon. Drug Saf, 2003,26(4):261-282.

[30] UCHIUMI M,ISAWA S,SUZUKI M,et al. The effects of zolpidem and zopiclone on daytimesleepiness and psychomotor performance. Nihon ShinkeiSeishinYakurigakuZasshi, 2000,20(3):123-130.

[31] LITTNER M,JOHNSON SF,MCCALL WV,et al. Practice parameters for the treatment of narcolepsy:anupdate for 2000. Sleep,2001,24(4):451-466.

[32] HUDGEL DW,THANAKITCHARU S. Pharmacologic treatment of sleep-disordered breathing. Am JRespir Crit Care Med,1998,158(3):691-699.

[33] BROUILLETTE RT,MANOUKIAN JJ,DUCHARME FM,et al. Efficacy of fluticasone nasal spray for pediatric obstructive sleep apnea. J Pediatr,2001,138(6):838-844.

[34] CHESSON JR AL,WISE M,DAVILA D,et al. Practice parameters for the treatment of restless legssyndrome and periodic limb movement disorder:an American Academy of Sleep Medicinereport. Sleep,1999,22(7):961-968.

[35] PICCHIETTI DL,UNDERWOOD DJ,FARRIS W A,et al. Further studies on periodic limb movementdisorder and restless legs syndrome in children with attention-deficit hyperactivity disorder. MovDisord,1999,14(6):1000-1007.

[36] ZHOU D,YU H. Progress and review of physical therapies for mental illness. Valencia: Scientific Research Publishing,2020.

[37] ZANGEN A,MOSHE H,MARTINEZ D,et al. Repetitive transcranial magnetic stimulation for smoking cessation:a pivotal multicenter double-blind randomized controlled trial. World Psychiatry,2021,20(3):397-404.

[38] GAO L,WANG C,SONG XR,et al. The sensory abnormality mediated partially the efficacy of repetitive transcranial magnetic stimulation on treating comorbid sleep disorder in autism spectrum disorder children. Front Psychiatry,2022,12:820598.

[39] MUTZ J,VIPULANANTHAN V,CARTER B,et al. Comparative efficacy and acceptability of non-surgical brain stimulation for the acute treatment of major depressive episodes in adults:systematic review and network meta-analysis. BMJ,2019,364:l1079.

[40] D'URSO G,TOSCANO E,SANGES V,et al. Cerebellar transcranial direct current stimulation in children with autism spectrum disorder:a pilot study on efficacy,feasibility,safety,and

unexpected outcomes in tic disorder and epilepsy. J Clin Med,2021,11(1):143.

[41] SULTANA N,ASADUZZAMAN M,AL MAMUN F,et al. Sleep problems in children with autism spectrum disorder in bangladesh:a case-control study. Nat Sci Sleep,2021,13:673-682.

[42] BRANDEJSKY L,MICOULAUD FRANCHI JA,LOPEZ R,et al. Noninvasive cerebral stimulation for treatment of ADHD:a review of the literature. Encephale,2017,43(5):457-463.

[43] MASSIMINI M,FERRARELLI F,ESSER SK,et al. Triggering sleep slow waves by transcranial magnetic stimulation. Proc Natl Acad Sci U S A,2007,104(20):8496-8501.

[44] 倪娜，刘晓鸣．低频经颅磁刺激结合康复训练治疗儿童孤独症合并睡眠障碍．长春中医药大学学报，2021，6：1379-1382.

[45] 冯虹，徐炯炯，秦国兴，等．低频经颅磁刺激对儿童抑郁障碍患者认知功能及生活能力的影响．中华全科医学，2017，2:289-291.

[46] 田丽，王宸，宋晓蓉，等．重复经颅磁刺激治疗孤独症谱系障碍儿童睡眠问题的疗效分析．神经疾病与精神卫生，2022，1：40-46.

[47] 史昊楠，谢瑛，桂沛君，等．应用经颅微电流刺激治疗对青年失眠的临床疗效观察．临床和实验医学杂志，2019，19：2106-2109.

[48] 张文武．儿童青少年心理疾病案例集．北京：科学技术文献出版社，2021.

附录

附录 1　宁波市儿童睡眠的流行病学现况研究

一、研究背景与目的

儿童青少年正处于生长发育的关键时期，睡眠问题可引发儿童青少年的多种躯体疾病和心理疾病。睡眠问题不仅会产生困倦感和疲劳感，降低学习和工作效率，还会增加某些疾病的发病风险，如生长发育迟缓、超重肥胖和心血管疾病等。睡眠不足还会引起情绪和认知改变，显著增加抑郁、焦虑、自信心不足等心理问题的风险。中国儿童青少年的睡眠不足问题已成为我国重要的公共卫生问题。本研究旨在了解宁波市儿童青少年的睡眠时长和睡眠质量现状，为该地区儿童睡眠提供现况数据。

二、研究方法

（一）调查对象

本研究中的睡眠时长数据来源于 2019—2021 年横断面调查。首先从宁波市 10 个县（市）区中分别在市区和郊县各抽取 1 个区作为监测点。城区监测点选择 7 所学校（2 所小学、2 所初中、2 所普通高中、1 所职业高中）；郊县（农村）监测点选择 5 所学校（2 所小学、2 所初中、1 所普通高中）。每个年级至少 80 人，以整班为单位开展调查。

本研究中的睡眠质量数据源于 2015 年在宁波市 11 个县（市）区开展睡眠质量的调查。采取多阶段分层整群随机抽样方法，抽样调查了宁波市全日制中学的初中、普通高中和非普通高中（职业高中）的在校学生。睡眠质量应用匹兹堡睡眠质量指数（PSQI）评估，睡眠质量内容主要分性别、地区和学校类型分别进行报告。

（二）质量控制

全程加强数据采集、管理、应用的监测，确保监测工作质量。统一对监测工作人员进行培训，加强调查工作指导和现场质量控制。

（三）数据分析

采用 Epidata 3.1 软件建立数据库，采用 Excel 2016 软件进行数据整理和统计描述，采用 SPSS 22.0 软件进行统计分析。达标率评判以教育部推荐中小学生睡眠时长为标准，即小学生 ≥ 10h、初中生 ≥ 9h、高中生 ≥ 8h 为睡眠时长达标。本研究将 PSQI ≥ 5 定义为睡眠质量较差。计数资料采用频数和构成比描述，组间比较采用卡方检验；计量资料采用均数和标准差描述，组间比较采用 t 检验或方差分析。以 $P < 0.05$（双侧）为差异有统计学意义。

三、研究结果

（一）关于睡眠时长的研究结果

1. **睡眠时长基本情况**　本研究共调查 9 327 名儿童青少年。其中，小学生 3 109 人，初中生 3 099 人，高中生 3 119 人；男生共 4 765 人，女生共 4 562 人。调查对象的平均年龄为（13.56 ± 2.61）岁。受试者平均睡眠时长为（8.17 ± 1.29）h，其中小学生（9.22 ± 0.93）h，初中生（8.12 ± 1.07）h，高中生（7.18 ± 0.95）h，不同学段儿童青少年的睡眠时长差异有统计学意义（$P < 0.001$）。以教育部推荐睡眠时长为标准，小学生、初中生和高中生睡眠时长的达标率分别为 26.31%、24.78% 和 28.31%。详见附表 1-1。

附表 1-1　不同学段儿童青少年的睡眠时长情况

类别	总体（N = 9 327）	小学生（N = 3 109）	初中生（N = 3 099）	高中生（N = 3 119）	F值/t值	P值
总体睡眠时长（均数 ± 标准差）/h	8.17 ± 1.29	9.22 ± 0.93	8.12 ± 1.07	7.18 ± 0.95	3 341.61	< 0.001
总体睡眠时长达标率 /%	-	26.31	24.78	28.31		

类别	总体 (N = 9 327)	小学生 (N = 3 109)	初中生 (N = 3 099)	高中生 (N = 3 119)	F 值 /t 值	P 值
男生睡眠时长(均数 ± 标准差)/h	8.23 ± 1.28	9.18 ± 0.98	8.21 ± 1.05	7.19 ± 0.95	4.28	< 0.001
男生睡眠时长达标 率 /%	-	26.5	26.85	29.49		
女生(均数 ± 标准 差)/h	8.11 ± 1.30	9.26 ± 0.88	8.02 ± 1.08	7.18 ± 0.95		
女生睡眠时长达标 率 /%	-	26.08	22.51	27.23		
城市学生睡眠时长 (均数 ± 标准差)/h	7.94 ± 1.25	9.09 ± 0.87	8.03 ± 1.03	7.14 ± 0.96	19.98	< 0.001
城市学生睡眠时长 达标率 /%	-	19.85	20.99	25.81		
农村学生睡眠时长 (均数 ± 标准差)/h	8.47 ± 1.28	9.33 ± 0.97	8.20 ± 1.10	7.30 ± 0.89		
农村学生睡眠时长 达标率 /%	-	32.15	28.32	35.17		

2. 睡眠时长分布差异 观察不同性别和不同地区儿童青少年的睡眠时长，结果显示：不同性别和不同地区之间的睡眠时长差异均有统计学意义，男生的睡眠时长 [(8.23 ± 1.28) h] 总体大于女生的睡眠时长 [(8.11 ± 1.30) h]，城市儿童青少年的睡眠时长 [(7.94 ± 1.25) h] 总体小于农村儿童青少年的睡眠时长 [(8.47 ± 1.28) h]。在小学生中，男生的睡眠时长小于女生的睡眠时长，但男生的达标率高于女生；农村学生的睡眠时长和达标率均高于城市学生的睡眠时长。在初中生和高中生中，男生的睡眠时长和达标率均高于女生；农村学生的睡眠时长和达标率均高于城市学生。

3. 睡眠时长调查年份差异 观察不同调查年份儿童青少年的睡眠时长，结果显示：不同调查年份之间的儿童青少年平均睡眠时长差异有统计学意义（P < 0.001），差异主要存在于初中生（P = 0.002）和高中生（P < 0.001）中。在小学生中，睡眠时长呈现逐年增长的趋势，但该趋势无统计学意义（P = 0.134），2019—2021 年小学生睡眠时长达标率分别为 26.75%、27.53% 和 27.53%。在初中生中，2019—2021 年学生睡眠时长分别为 8.15h、8.02h 和

8.18h，达标率分别为 27.48%、21.00% 和 21.00%。在高中生中，2019—2021年学生睡眠时长分别为 7.28h、7.00h 和 7.24h，达标率分别为 32.48%、24.00% 和 28.14%。详见附表 1-2。

附表 1-2　不同调查年份的儿童青少年睡眠时长情况

类别	2019 年	2020 年	2021 年	F 值	P 值
总体睡眠时长（均数 ± 标准差）/h	8.24 ± 1.27	8.09 ± 1.34	8.18 ± 1.26	9.97	< 0.001
小学生睡眠时长（均数 ± 标准差）/h	9.17 ± 0.91	9.19 ± 0.97	9.20 ± 0.92	2.01	0.134
小学生睡眠时长达标率 /%	26.75	27.53	24.60		
初中生睡眠时长（均数 ± 标准差）/h	8.15 ± 1.09	8.02 ± 1.03	8.18 ± 1.08	6.40	0.002
初中生睡眠时长达标率 /%	27.48	21.00	25.59		
高中生睡眠时长（均数 ± 标准差）/h	7.28 ± 0.91	7.00 ± 0.99	7.24 ± 0.92	25.06	< 0.001
高中生睡眠时长达标率 /%	32.48	24.00	28.14		

（二）关于睡眠质量的研究结果

1. 基本情况　在 10 729 名被调查中学生当中，男生 5 292 人（49.32%），女生 5 437 人（50.68%），城区与农村之间、学校类别之间均存在性别构成差异（附表 1-3）。

附表 1-3　研究对象的一般特征

性别	样本量 / 人	占比 /%	地区占比			学校类别占比			
			城区 /%	农村 /%	P	初中 /%	普通高中 /%	非普通高中 /%	P
男	5 292	49.32	51.60	46.69	< 0.01	50.52	48.70	47.32	0.02
女	5 437	50.68	48.40	53.31		49.48	51.30	52.68	

参加本次调查的青少年中绝大多数为汉族，占 97.36%；父母婚姻状况均

以在婚为主，占调查对象的91.23%；调查对象大部分为独生子女，占调查对象的64.02%；调查对象父亲、母亲的文化程度均以初、高中为主，父亲分别为37.65%（初中）和26.52%（高中），母亲分别为37.59%（初中）和23.02%（高中）。大部分中学生与父母一起生活，占调查对象的81.41%。

2. 睡眠质量的调查结果 按照PSQI，10 727人（2人信息缺失）中，PSQI平均为 4.93 ± 2.49，其中5 877人 $PSQI \geqslant 5$，睡眠质量较差率（$PSQI \geqslant 5$）为54.78%。睡眠质量较差率在中学生不同性别和学校类型之间均存在统计学差异（$P < 0.05$），其中女生高于男生，普通高中要高于职业高中和初中（$P < 0.05$），职业高中高于初中（$P < 0.05$）（附表1-4）。

附表1-4　不同人群睡眠质量比较

分类	睡眠质量		P
	PSQI < 5	PSQI ≥ 5	
性别			< 0.01
男生占比 /%	48.92	51.08	
女生占比 /%	41.59	58.41	
地区			0.09
城区占比 /%	45.96	54.04	
农村占比 /%	44.33	55.67	
学校类型			< 0.01[a]
初中占比 /%	51.61	48.39	
普通高中占比 /%	34.37	65.63	
非普通高中占比 /%	42.50	57.50	

[a]:（两两比较）普通高中比较职业高中，$P < 0.05$；普通高中比较初中，$P < 0.05$；职业高中比较初中，$P < 0.05$。

四、分析与讨论

目前，世界范围内儿童青少年普遍存在严重的睡眠不足问题。2017年发布的中国儿童睡眠指南建议儿童睡眠时长，1~2岁为11~14h，3~5岁为

10～13h；教育部推荐睡眠时长小学生为10h，初中生为9h，高中生为8h。美国国家睡眠基金会根据专家研究成果提出不同年龄段人群每天平均睡眠时长的建议，其中6～13岁为9～11h，14～17岁为8～10h。然而大量研究结果显示，国内外儿童青少年平均睡眠时长远远达不到推荐睡眠时长。一项meta分析纳入2000—2015年间31项全球范围儿童青少年睡眠情况的研究，结果显示儿童青少年中睡眠不足的合并发生率达到58.1%；且大多数研究显示，随着时间的推移，睡眠不足发生率不断升高。在纳入的研究中，不同研究的睡眠不足发生率差距较大，如美国10～19岁青少年工作日每天睡眠时长为8.8h，周末每天睡眠时长为10.3h；日本12～15岁青少年每天睡眠时长为7.44h，15～18岁青少年每天睡眠时长为6.75h；加拿大6～17岁儿童青少年每天睡眠时长为9.6h；印度10～15岁青少年每天睡眠时长为9.1h。睡眠时长不足的现象在我国儿童青少年中也普遍存在。我国6～17岁儿童青少年平均每天睡眠时长为8.45h，每天睡眠不足的比例为69.8%，高于美国、日本、澳大利亚、加拿大、意大利、印度等国家相应年龄段儿童。

本研究纳入了2019—2021年宁波市9 327名7～20岁儿童青少年，根据其睡眠时长进行统计分析，结果显示：受试者平均睡眠时长为（8.17±1.29）h，其中小学生（9.22±0.93）h，初中生（8.12±1.07）h，高中生（7.18±0.95）h，以教育部推荐睡眠时长为标准，小学生、初中生和高中生睡眠时长的达标率分别为26.31%、24.78%和28.31%。本研究与国内类似研究结果一致，儿童青少年睡眠时长要少于欧美国家。2019年河南省一项纳入8个市的18 823名7～18岁学生的研究结果显示，平均睡眠时长为（8.19±1.27）h；2020年苏州市对2 903名9～17岁儿童青少年进行的问卷调查结果显示，睡眠不足检出率为60.70%；宿迁市一项针对7～15岁学生睡眠时长的研究显示，小学生每天平均睡眠时长为9h，初中生则为8h。本研究发现，女生睡眠时长普遍要低于男生，睡眠不足的比例高于男生，该结果与其他调查结果相一致，可能与女生学习时间更长、学习压力较大有关。儿童青少年睡眠时长的城乡差异原因复杂，可能与父母的文化程度、家庭收入、家庭环境、学校环境、生活条件存在差异有关。

本研究结果还表明，在宁波市10 727人大样本中超过50%的儿童青少年学生存在不同程度的睡眠质量问题，女生较男生突出，高中阶段较初中阶段突出，其中又以普通高中学生睡眠质量最差。调查结果说明，睡眠质量问题随着儿童青少年年龄增长而逐渐凸显，值得重视。一些研究发现，利用 PSQI 评价我国中小学生睡眠质量，问题率在 20% ～ 50%，说明目前我国中小学生睡眠质量问题不容忽视，帮助儿童青少年建立科学的睡眠认识，培养良好的睡眠习惯，促进儿童青少年身心健康发育具有重要公共卫生意义。

（蒋丹捷　龚清海）

参考文献

[1] 马莹，马涛，陈曼曼，等. 儿童青少年睡眠时间与社交焦虑的关联. 中国学校卫生，2022，43（4）：540-544.

[2] 韩田田. 中小学生睡眠障碍与抑郁、焦虑等多重心理健康问题的关联研究. 合肥：安徽医科大学，2022.

[3] 李生慧. 将睡眠纳入儿童青少年发育与健康评价体系. 中国学校卫生，2021，42（6）：805-809.

[4] 孙力菁，张喆，周月芳，等. 上海地区小学生睡眠时间睡眠质量及影响因素研究. 中国学校卫生，2021，42（3）：354-357.

[5] 何宇. 儿童青少年睡眠状况与肥胖的关联性研究. 沈阳：中国医科大学，2021.

[6] 林英，白雅萍，蓝雅芬，等. 福州市高中生睡眠状况与高血压的关系. 中华高血压杂志，2020，28（11）：1039-1044.

[7] 金彦利，蔡一飙，赵凤敏，等. 宁波市青少年睡眠与超重肥胖、血脂异常关系研究. 现代实用医学，2018，30（10）：1337-1339.

[8] 骆春柳. 青少年睡眠模式、失眠严重程度和白日过度嗜睡与焦虑和抑郁关系的流行病学研究. 广州：暨南大学，2011.

附录 2　睡眠与儿童健康危害行为的关系研究

一、研究背景与目的

睡眠是儿童和青少年健康的重要指标。大量研究表明，青少年睡眠时长过短或睡眠不足可能会导致肥胖，且增加不健康行为的风险，包括缺乏锻炼、不良饮食习惯和物质滥用等。如今我国儿童青少年学业负担较重，因此更容易出现睡眠不足。此外，越来越多的学生使用电脑和现代电子设备（如 iPhone 和 iPad），看屏幕时间增加也导致睡眠时长缩短，睡眠质量下降。青春期是养成行为和生活方式的关键时期，会遇到许多影响睡眠模式的生理和心理的变化。以往关于青少年睡眠与不健康行为之间关系的研究大多来自发达国家，但最终结论并不一致。目前国内关于儿童青少年睡眠不足与健康行为之间关联的大样本人群研究较少。因此，本研究旨在评估儿童青少年睡眠不足的患病率，调查睡眠时长与饮食、体力活动、吸烟、饮酒等行为之间的关系。

二、研究方法

（一）研究对象

本项流行病学横断面研究旨在监测主要影响儿童青少年健康行为的流行情况，于 2015 年 10—11 月在宁波市开展。本研究采用两阶段整群抽样，选择具有代表性的 7 ~ 12 年级（12 ~ 19 岁）、就读于初中或高中（普通高中和职业高中）的学生样本，最终在宁波市 11 个县（市）区随机抽取 32 所初中和 38 所高中（20 所普通高中和 18 所职业高中），每所高中抽取 6 个班级、每所初中抽取 9 个班级。除长期缺课、转学、开除的学生外，抽取的班级中所有学生均纳入研究。数据通过自填问卷采集。学生集中在教室完成调查后收回问卷。本调查坚持自愿原则，所有参与者的监护人都签署了书面知情同意书。学校和班级应答率 100%，学生应答率 99.9%。在排除 13 名睡眠信息和人口学特征（如性别、年龄）等信息不完整的样本后，最终纳入样本 10 726 例。

（二）睡眠时长和其他行为测量

睡眠时长通过以下问题评估："在工作日/周末的日子里，您平均每晚睡了多少小时？"根据答案计算工作日和周末的睡眠时长。工作日和周末的睡眠分别进行计算，总体平均每天睡眠时长 =（工作日持续时间 ×5/7）+（周末持续时间 ×2/7）。平均睡眠持续时间分为 < 8h（睡眠不足）和 ≥ 8h（充足睡眠）。健康相关行为包括饮食、体力活动、久坐、吸烟和饮酒（附表 2-1，附表 2-2）。

附表 2-1 健康相关行为问卷

饮食行为（A 部分）

A1 过去 7d 里，你有多少天喝了牛奶？
① 0d ② 1d ③ 2d ④ 3d ⑤ 4d ⑥ 5 ~ 7d

A2 过去 7d 里，你每天吃多少次水果（不包括果汁）？
① 0 次 ② 1 次 ③ 2 次 ④ 3 次 ⑤ 4 次 ⑥ ≥ 5 次

A3 过去 7d 里，你每天吃多少次蔬菜？
① 0 次 ② 1 次 ③ 2 次 ④ 3 次 ⑤ 4 次 ⑥ ≥ 5 次

A4 过去 7d 里，你有多少天吃了西式快餐，如汉堡、炸鸡或薯条等？
① 0d ② 1d ③ 2d ④ 3d ⑤ 4d ⑥ 5 ~ 7d

A5 过去 7d 里，你每天喝多少杯（1 杯约 200mL）白开水？
① < 2 杯 ② 2 ~ 3 杯 ③ 4 ~ 5 杯 ④ 6 ~ 7 杯 ⑤ ≥ 8 杯

A6 过去 7d 里，你有多少天吃了甜食，如巧克力、冰激凌、糖果或蛋糕等？
① 0d ② 1d ③ 2d ④ 3d ⑤ 4d ⑥ 5 ~ 7d

A7 过去 7d 里，你有多少天吃过早餐？
① 0d ② 1d ③ 2d ④ 3d ⑤ 4d ⑥ 5d ⑦ 6d ⑧ 7d

体力休闲活动（B 部分）

B1 过去 7d 里，你有多少天参加过至少 60min 的任何会增加心率和呼吸的中等强度体育活动，如打羽毛球、快速骑自行车或有氧运动等？
① 0d ② 1d ③ 2d ④ 3d ⑤ 4d ⑥ 5d ⑦ 6d ⑧ 7d

B2 过去 7d 里，你有多少天进行了增强肌肉的运动，如俯卧撑、仰卧起坐或举重等？
① 0d ② 1d ③ 2d ④ 3d ⑤ 4d ⑥ 5d ⑦ 6d ⑧ 7d

B3 过去 7d 的工作日里，你看电视的时间有多少小时？
① 0 ② < 1 ③ 1 ~ ≤ 2 ④ 2 ~ ≤ 3 ⑤ 3 ~ ≤ 4 ⑥ 4 ~ ≤ 5 ⑦ ≥ 5

B4 过去 7d 的工作日里，你使用电脑玩游戏、上网、发电子邮件或看电影等的时间有多少小时？
① 0 ② < 1 ③ 1 ~ ≤ 2 ④ 2 ~ ≤ 3 ⑤ 3 ~ ≤ 4 ⑥ 4 ~ ≤ 5 ⑦ ≥ 5

其他行为（C 部分）

C1 过去 30d 里，你有多少天抽烟？
① 0d ② 1 ~ 2d ③ 3 ~ 5d ④ 6 ~ 9d ⑤ 10 ~ 19d ⑥ 20 ~ 29d ⑦ 30d

续表

其他行为（C 部分）
C2	在过去 30d 里, 你有多少天喝了酒? ① 0d ② 1 ~ 2d ③ 3 ~ 5d ④ 6 ~ 9d ⑤ 10 ~ 19d ⑥ 20 ~ 29d ⑦ 30d
C3	在过去 12 个月里, 你是否曾经连续两周或更长时间几乎每天都感到悲伤或绝望, 以至于停止了一些日常活动? ①是 ②否
C4	在过去 12 个月里, 你与他人发生过多少次肢体冲突 (打架)? ① 0 次 ② 1 次 ③ 2 ~ 3 次 ④ 4 ~ 5 次 ⑤ 6 ~ 7 次 ⑥ 8 ~ 9 次 ⑦ 10 ~ 11 次 ⑧≥ 12 次

附表 2-2　不同健康行为赋值表

影响因素	赋值情况
牛奶摄入 A1	≥ 1d/ 周 =0, < 1d/ 周 =1
水果摄入 A2	≥ 1 次 /d=0, < 1 次 /d=1
蔬菜摄入 A3	≥ 1 次 /d=0, < 1 次 /d=1
西式快餐 A4	≥ 1d/ 周 =0, < 1d/ 周 =1
喝水 A5	≥ 4 杯 /d=0, < 4 杯 /d=1
甜点摄入 A6	≥ 1d/ 周 =0, < 1d/ 周 =1
漏吃早餐 A7	≥ 6d/ 周 =0, < 6d/ 周 =1
中等强度体力活动 B1	≥ 1d/ 周 =0, < 1d/ 周 =1
肌肉增强活动 B2	≥ 1d/ 周 =0, < 1d/ 周 =1
看电视 B3	≥ 2h/d=0, < 2h/d=1
玩电脑 B4	≥ 2h/d=0, < 2h/d=1
吸烟 C1	≥ 1d=0, 0d=1
饮酒 C2	≥ 1d=0, 0d=1
感到悲伤 / 绝望 C3	是 =0, 否 =1
打架 C4	是 =0, 否 =1

（三）统计方法

所有报告的个案计数（number，N）分析均基于未加权数据，而患病率、调整比值比（adjusted odds ratio，AOR）和95%置信区间（confidence interval，CI）均基于加权分析，加权考虑了分类、抽样率和应答率等。分类变量的所有描述性统计用频率和百分比表示。睡眠时长与健康相关行为之间的关联用t检验分析。利用多变量 logistic 回归分析以确定睡眠时长对健康相关行为的影响。AOR 及其 95%CI 表示影响的效应值。统计显著性设定为 α = 0.05，本研究分析使用 SPSS 17.0 版本进行。

三、研究结果

对数据加权分析后可得，47.28% 的受访者为女性，57.71% 的受访者来自农村地区，32.29% 受访者年龄在 13 岁及以下（具体年龄分布见附图 2-1）。结果显示，儿童青少年平均每天睡眠不足率为 38.43%，其中工作日和周末睡眠不足（< 8h/d）率分别为 54.96% 和 17.60%（附图 2-2）。与工作日相比，周末的睡眠不足率要低得多。

在过去 7d 里，85.57% 的儿童青少年表示至少有 1d 喝过牛奶。75.15% 的学生平均每天至少摄入 1 次水果，而 91.80% 的人在过去一周平均每天至少吃过 1 次蔬菜。另外，在过去 7d 里，28.37% 的学生吃过西式快餐，7.56% 的学生每天至少吃过 1 次甜食。在所有儿童青少年中，44.32% 的儿童青少年每天喝水超过 4 杯（每杯约 200mL），23.92% 的学生近 7d 不吃早餐。84.81% 的学生参加过中等强度的体育锻炼，69.10% 的学生在过去 7d 里有 1d 或多天进行过增强肌肉活动。大约 34.55% 的学生看电视超过 2h/d，40.24% 的学生使用电脑娱乐超过 2h/d。调查中，在过去 1 个月里，有 2.37% 的学生吸烟，17.63% 的学生饮酒。在过去 12 个月里，有 12.85% 的学生出现伤心或绝望的情绪，12.75% 的学生有打架行为。

工作日、周末或总体的睡眠时长与饮食行为、体力活动、玩电脑、吸烟、饮酒、伤心或绝望情绪以及打架行为有关，卡方分析各组 P 值均小于 0.05（赋值见附表 2-2）。在调整性别、年龄、学校位置、看电视、玩电脑、有伤心或绝望情绪及打架行为之后，饮食、体力活动、吸烟和饮酒与睡眠时长关联的多元 logistic 回归分析结果见附图 2-3 ~ 附图 2-5。对于平均每天（合并周末）和工作日而言，充足的睡眠与西式快餐摄入、甜食摄入、不吃早餐、吸烟和饮酒的风险降低相关。此外，充足的睡眠与较多频次的牛奶摄入、水果摄入量、蔬菜摄入、喝白开水、中等强度体力活动、肌肉增强活动等显著相关。在周末，除了不吃早餐和吸烟之外，睡眠时长和健康相关行为之间也有类似关联。

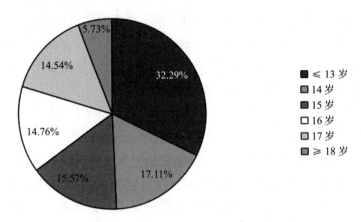

附图 2-1　不同年龄儿童青少年占比

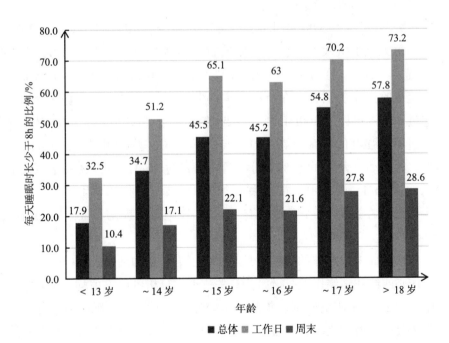

附图 2-2　按年龄划分的睡眠不足（＜8h/d）率

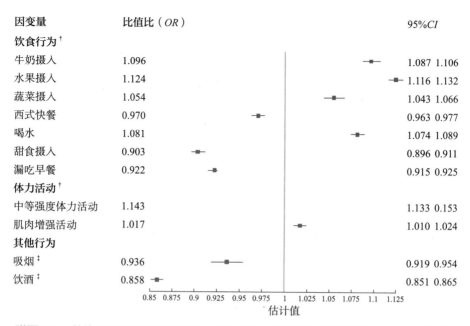

附图 2-3　总体睡眠时长与饮食行为、体力活动、吸烟及饮酒关系的 Logistic 回归分析

†：过去 7d；‡：过去 30d

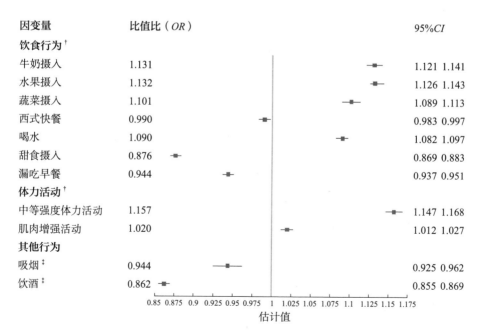

附图 2-4　工作日睡眠时长与饮食行为、体力活动、吸烟及饮酒关系的 Logistic 回归分析

†：过去 7d；‡：过去 30d

因变量	比值比（*OR*）		95%CI	
饮食行为 †				
牛奶摄入	1.071		1.066	1.077
水果摄入	1.050		1.045	1.055
蔬菜摄入	1.073		1.066	1.080
西式快餐	0.985		0.981	0.990
喝水	1.035		1.031	1.039
甜食摄入	0.932		0.928	0.937
漏吃早餐	1.002		0.998	1.006
体力活动 †				
中等强度体力活动	1.061		1.055	1.066
肌肉增强活动	1.009		1.004	1.013
其他行为				
吸烟 ‡	0.989		0.977	1.000
饮酒 ‡	0.956		0.951	0.961

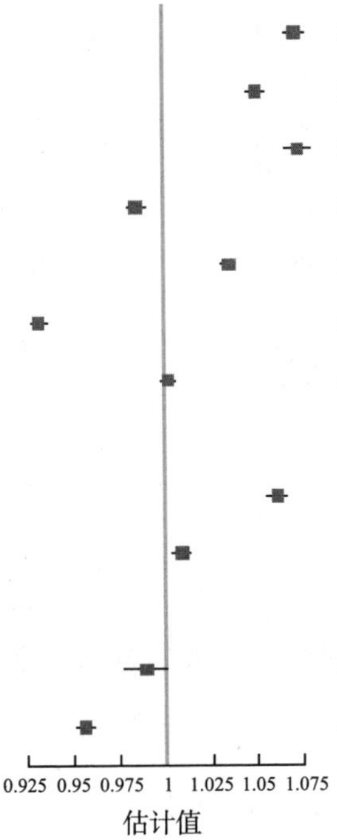

0.925 0.95 0.975 1 1.025 1.05 1.075
估计值

附图 2-5　周末睡眠时长与饮食行为、体力活动、吸烟及饮酒关系的 Logistic 回归分析

†：过去 7d；‡：过去 30d

四、分析与讨论

本调查是关于宁波市儿童青少年睡眠时长与体力活动、饮食等健康相关行为之间关系的大样本现况研究。调查结果显示，儿童青少年睡眠不足率（每天 < 8h）在工作日为 54.96%，周末为 17.60%。这说明儿童青少年在周末补觉的行为较为普遍。之前有研究表明，中国福建仅 2.7% 的青少年学生报告说每天睡 9h。中国上海的一项研究中，51.0% 的青少年工作日睡眠时长少于 8h，而周末睡眠时长少于 8h 的比例为 9.8%。《2019 中国儿童青少年睡眠指数白皮书》发布，对全国 31 个省（自治区、直辖市）的近 7 万人进行线上调查发现，我国 6 ~ 17 岁的儿童青少年中，睡眠 < 8h 的占比达到 62.9%，其中 13 ~ 17 岁（初高中阶段）的青少年睡眠 < 8h 的占比高达 81.2%。这些结果都表明在我国儿童青少年睡眠不足的情况非常普遍，尤其是在工作日。

既往研究发现，工作日睡眠不足与许多健康风险行为（如吸烟、酗酒、打架、喝碳酸饮料、情绪悲伤或绝望以及体力活动减少）之间存在较强的关联。本研究进一步证实，11 种健康相关因素（包括饮食习惯、体力活动、吸烟和饮酒）都与睡眠时长显著相关。深圳市宝安区一项 3 万余学生的调查显示，与夜间睡眠时长 8 ~ 9h 相比，小学低年级学生夜间睡眠时长 < 8h 会增加心理行为问题发生风险，小学高年级学生夜间睡眠时长 ≤ 7h 会增加心理行为问题发生风险；而初中生、高中生中夜间睡眠时长 ≤ 6h 者心理行为问题增加。考虑到有研究表明工作日和周末的睡眠时长差别较大，因此本研究不仅调查了总的平均睡眠时长，还分析了工作日和周末的睡眠时长。研究发现，健康相关行为与工作日和周末睡眠时长之间的关联的确存在差异。其他研究同样证明，早上不固定时间起床、晚上不固定时间睡觉、周末推迟起床 ≥ 2h 也与中小学生行为问题风险增高有关。

其他研究表明，睡眠不足或晚睡的青少年会摄入更多的高热量食物，如甜食、零食、油炸类食品等。此外，睡眠不足或晚睡者摄入的水果、蔬菜和牛奶较少。而本研究也同样发现，睡眠相对充足的学生摄入牛奶、水、水果和蔬菜频次较多，而摄入西式快餐、甜食和不吃早餐的频次较低。这可能与某些生物学或行为学因素有关。最近的一项行为研究发现，儿童睡眠不足可能与情绪因素（摄入食物以应对负面情绪）、外部因素（看到或闻到食物而进食）有关。另一项研究表明，睡眠不足与激素的生理调节有关，睡眠不足可能会影响饮食数量和饮食模式。实验室研究表明，睡眠不足与食欲调节中的激素（如瘦素和生长素释放肽）水平有关，这可能会影响饮食模式。少数研究评估了睡眠时间和身体活动之间的关系，但结论并不一致。有些研究认为，睡眠不足可能会导致青少年第 2 天的体力活动减少，本研究也有类似的发现。这可能是因为夜间睡眠不足导致白天困顿和疲劳。另一项研究发现，早起的青少年更活跃。然而，也有研究表明，睡眠时长与体力活动之间并没有显著相关性，睡眠时长和体力活动之间的关系可能是双向的。关于睡眠时长对儿童青少年体力活动水平的影响还需要更多的证据证实。

目前的研究显示，睡眠时长与平日吸烟和饮酒习惯有关，所有关联在调整后的模型中仍然显著。这可能与下面这些机制有关：首先，睡眠不足可能会影响认知能力；其次，睡眠不足和物质滥用（包括吸烟和饮酒）相结合会对认知能力和协调能力产生协同影响，导致吸烟和饮酒的增加。最近的一项纵向研究表明，睡眠时长与吸烟和饮酒之间的这些关系可能是双向的。

　　本研究仍存在以下局限性。第一，研究数据仅限于在校初、高中阶段儿童青少年，不能代表该年龄段的全部人群。第二，所有数据都是源自学生自我报告问卷，可能存在报告偏倚。第三，由于研究设计的横截面研究性质，无法确定关联的时间先后顺序。第四，本研究没有调查睡眠的其他方面，如睡眠质量、睡眠中点、社交时差、就寝时间和起床时间，这些也可能影响行为和睡眠时长的关系。第五，本研究的结果显示睡眠时长与饮食行为、体力活动、吸烟和饮酒显著相关，但这种关系也可能是双向的。

　　尽管存在这些不足，但目前的研究有助于了解我国儿童青少年睡眠时长与饮食行为、体力活动、吸烟和饮酒之间的关系。本研究有如下优势：首先，代表性样本量大，样本响应率高，调整相当多的潜在混杂因素后，仍具有足够的统计功效来检验睡眠持续时间和健康风险行为之间的关联；其次，区分了工作日和周末睡眠时长的不同影响。

　　总之，睡眠不足在我国儿童青少年中非常普遍。睡眠时长与饮食行为、体力活动和其他健康相关行为有关。建议卫生专业人员和教育工作者应监测儿童青少年睡眠情况。睡眠不足有可能是早期发现不良饮食行为、缺乏体力活动和吸烟饮酒等健康危害行为的一个潜在指标。

（王思嘉　龚清海）

参考文献

[1] GONG Q H, LI H, ZHANG X H, et al. Associations between sleep duration and physical activity and dietary behaviors in Chinese adolescents: results from the youth behavioral risk factor surveys of 2015. Sleep Med, 2017, 37: 168-173.

[2] 汪倩玲，张新东，伍晓艳，等. 睡眠状况与儿童青少年心理行为问题关联研究. 中华流行病学杂志，2021，42（5）：859-865.

[3] ZEE PC, TUREK FW. Sleep and health: Everywhere and in both directions. Arch Intern Med, 2006, 166(16): 1686-1688.

[4] LI L, ZHANG S, HUANG Y, et al. Sleep duration and obesity in children: a systematic review and meta-analysis of prospective cohort studies. J Paediatr Child Health, 2017, 53(4): 378-385.

[5] HAYES JF, BALANTEKIN KN, ALTMAN M, et al. Sleep patterns and quality are associated with severity of obesity and weight-related behaviors in adolescents with

overweight and obesity. Child Obes, 2018, 14(1): 11-17.

[6] 李生慧. 将睡眠纳入儿童青少年发育与健康评价体系. 中国学校卫生，2021，42（6）：805-809.

[7] FERRANTI R, MARVENTANO S, CASTELLANO S, et al. Sleep quality and duration is related with diet and obesity in young adolescent living in Sicily, Southern Italy. Sleep Sci, 2016, 9(2): 117-122.

[8] CHEN T, WU Z, SHEN Z, et al. Sleep duration in Chinese adolescents: biological, environmental, and behavioral predictors. Sleep Med, 2014, 15(11): 1345-1353.

[9] SAMPASA-KANYINGA H, COLMAN I, GOLDFIELD GS, et al. Combinations of physical activity, sedentary time, and sleep duration and their associations with depressive symptoms and other mental health problems in children and adolescents: a systematic review. Int J Behav Nutr Phys Act, 2020, 17(1): 72.

[10] LARSON N, DEWOLFE J, STORY M, et al. Adolescent consumption of sports and energy drinks: linkages to higher physical activity, unhealthy beverage patterns, cigarette smoking, and screen media use. J Nutr Educ Behav, 2014, 46(3):181-187.

[11] MARMORSTEIN NR. Sleep patterns and problems among early adolescents: associations with alcohol use. Addict Behav, 2017, 66: 13-16.

[12] MCDONALD L, WARDLE J, LLEWELLYN CH, et al. Nighttime sleep duration and hedonic eating in childhood. Int J Obes (Lond), 2015, 39(10): 1463-1466.

[13] BURT J, DUBE L, THIBAULT L, et al. Sleep and eating in childhood: a potential behavioral mechanism underlying the relationship between poor sleep and obesity. Sleep Med, 2014, 15(1): 71-75.

[14] WANG M, ZHONG JM, WANG H, et al.Breakfast consumption and its associations with health-related behaviors among school-aged adolescents: a cross-sectional study in Zhejiang Province, China. Int J Environ Res Public Health, 2016, 13(8): 761.

[15] WANG M, ZHONG JM, FANG L, et al. Prevalence and associated factors of smoking in middle and high school students: a school-based cross-sectional study in Zhejiang Province, China. BMJ Open, 2016, 6(1): e010379.

[16] PASCH KE, LATIMER LA, CANCE JD, et al. Longitudinal bi-directional relationships between sleep and youth substance use. J Youth Adolesc, 2012, 41(9): 1184-1196.

[17] PASCH KE, LASKA MN, LYTLE LA, et al. Adolescent sleep, risk behaviors, and

depressive symptoms: are they linked?. Am J Health Behav, 2010, 34(2): 237-248.

[18] SIMOLA P, NISKAKANGAS M, LIUKKONEN K, et al. Sleep problems and daytime tiredness in Finnish preschool-aged children-a community survey. Child Care Health Dev, 2010, 36(6): 805-811.

[19] BARON KG, REID KJ, ZEE PC. Exercise to improve sleep in insomnia: exploration of the bidirectional effects. J Clin Sleep Med, 2013, 9(8): 819-824.

附录 3   睡眠与儿童肥胖的关系研究

一、研究背景与目的

我国儿童青少年超重率和肥胖率正不断攀升。2009 年中国健康与营养调查的结果显示，我国有 22.1% 的 7 ~ 17 岁年轻人为超重或肥胖。《中国居民营养与慢性病状况报告（2020 年）》数据显示，我国 6 岁以下和 6 ~ 17 岁儿童青少年超重肥胖率分别达到 10.4% 和 19.0%。且儿童期的肥胖状况可以持续到成年。一些研究表明，儿童期肥胖与心血管疾病等许多慢性病有相关性。超重和肥胖的危险因素包括身体活动缺乏、久坐行为和能量摄入过多等。近年来，睡眠时长已被视为超重和肥胖的一项潜在危险因素。越来越多的证据表明，睡眠不足对儿童青少年体重的变化可能发挥着重要作用。一项在中国 9 个城市实施的学龄前儿童单纯性肥胖的影响因素的研究发现，每天夜间睡眠时长 < 9h 是我国儿童肥胖的危险因素。

尽管关于睡眠时长和超重关系的研究日渐增多，在儿童青少年中，睡眠时长和超重的关系的相关流行病学证据依然有限，且结果并不一致。本研究团队在 2016 年发表的一项 meta 分析中，对 13 个探讨睡眠时长与超重肥胖关系的前瞻性研究进行了循证医学分析，结果显示，相对于睡眠时长较长人群，睡眠时长较短的儿童青少年肥胖的风险更大。同时，现存相关研究有局限性，包括：缺少来自中国的研究，部分纳入研究的人体测量结果来自调查对象的自我报告等。

本研究应用前瞻性队列设计，并利用直接测量的体格检查数据，探讨中国儿童青少年睡眠时长与超重的关系。本研究假设：①睡眠时长与 BMI 在横断面研究和前瞻性研究中均存在关联；②较短的睡眠时长与儿童青少年超重风险的增加相关。

二、研究方法

（一）调查对象

本研究为一项在浙江省宁波市实施的以学校为基础的前瞻性研究。研究内容包括问卷调查和体格检查。共有 1 901 名 12～13 岁来自 13 所初中的 7 年级学生于 2016 年 10 月通过方便抽样的方式被纳入基线调查。报告 BMI 数据不可信（即 BMI < 10 或 > 50）或问卷关键变量数据不完整（比如，体重、身高、睡眠时长等）的研究对象将会被排除。2018 年 10 月成功随访到 1 510 名学生的有效数据。本研究所有调查对象的父母或监护人均已签署知情同意书。

（二）睡眠与其他行为

在基线调查中，所有同意参与研究的学生需在 45min 的课堂时间内在教室完成一份自填问卷。下面两个问题用以了解学生每天的睡眠时长：①"每天早上，你的起床时间是何时"；②"每天晚上，你的上床睡觉时间是何时"。24h 平均睡眠时长根据以下公式计算：睡眠时长 =（起床时间 + 24）– 上床时间。调查问卷还包括睡眠相关生活行为方式变量（如饮食、身体活动、静态行为、吸烟、饮酒）等内容。

（三）人体测量

在基线和随访调查中，由接受过培训的工作人员对调查对象进行身体测量。所有工作人员均使用相同的测量设备，在测量前对设备进行调试和校正。测量调查对象的身高和体重时，要求其穿着轻便的服装（T 恤和短裤）并且脱去鞋子。身高精确到 0.1cm，体重精确到 0.1kg。体重指数（BMI）的计算采用体重（kg）除以身高的平方（m²）。由于 2 年随访结束时，仅有少数的学生发展为肥胖，因此把超重和肥胖的学生均归类到超重组。超重（包括肥胖）根据国际肥胖工作组（International Obesity Task Force，IOTF）定义。在基线调查中，问卷调查和体格检查在同一周内实施。

（四）统计分析

连续型变量采用均数和标准差来描述，分类变量采用频数和百分比来描述。采用卡方检验比较分类变量的差异，采用 t 检验比较连续型变量的差异。睡眠时长和 BMI 的关联采用多因素线性回归分析。采用 logistic 回归模型估计调整相关混杂变量后，睡眠时长与超重关系的比值比（OR）和 95%CI。所有数据分析均采用 SPSS 17.0 和 R 4.3.0 软件，$P < 0.05$（双侧）认为有统计学意义。

三、研究结果

（一）不同体重状况学生在基线调查和随访调查时的人口学特征

基线调查和随访调查均完成的调查对象被纳入最终的研究样本，本研究共纳入 1 901 名调查对象。附表 3-1 为调查对象在基线调查和随访调查时的人口学特征。基线调查时超重的学生中，66.75%（261 人）的学生在随访时仍为超重；基线调查时未超重的学生中，仅有 62 名学生在随访时变为超重。在基线调查的调查对象中，50.81%（966 人）的学生为男性，20.57%（391 人）的学生在基线时为超重。基线调查时，调查对象每晚平均睡眠时长为（8.67 ± 0.85）h，随访调查时每晚平均睡眠时长为（7.89 ± 0.93）h。

与基线调查时未超重的学生相比 [睡眠时长：（8.71 ± 0.83）h，上床时间：（21:21 ± 45min）]，基线调查时超重的学生睡眠时长更短并且上床时间 [睡眠时长：（0.53 ± 0.92）h，上床时间：（21:30 ± 52min）] 更晚（P=0.001，P=0.002）。两组人群在起床时间上差异无统计学意义（P=0.32）。与基线调查时未超重的学生相比，基线调查时超重的学生满足每日摄入水果频次 ≥ 1 次的更少（P=0.02）。

在接受随访的 1 510 名学生中，基线和随访中均未超重的学生 BMI 值为 18.91 ± 1.93，基线未超重但随访超重的学生的 BMI 值为 24.97 ± 2.80（$P < 0.001$）。基线和随访中均未超重的学生睡眠时长为（7.89 ± 0.91）h，基线未超重但随访超重的学生睡眠时长为（7.68 ± 1.16）h，两组人群差异无统计学意义（P=0.08）。两组人群在上床时间、起床时间上差异均无统计学意义（附表 3-1）。

附表 3-1 基线、随访调查时不同体重状况的学生人口学特征及睡眠相关情况

变量	年龄(M±SD)/岁	P	男性人数/人(占比)/%	P	BMI(M±SD)	P	上床时间(时:分)	P	起床时间(时:分)	P	睡眠时长/h	P
基线 (N=1 901)												
超重 (N=391)	12.24±0.43	0.28	242(61.73)	<0.001	24.33±2.27	<0.001	21:30±52min	0.002	6:03±33min	0.34	8.53±0.92	0.001
未超重 (N=1 510)	12.26±0.44		724(47.98)		17.85±1.97		21:21±45min		6:02±33min		8.71±0.83	
随访 (N=1 510)												
2016 年末超重 2018 年超重 (N=62)	14.23±0.42	0.58	34(54.84)	0.26	24.97±2.80	<0.001	22:21±62min	0.29	6:20±33min	0.19	7.68±1.16	0.08
2016 年和 2018 年均未超重 (N=1 448)	14.23±0.42		689(47.58)		18.91±1.93		22:14±50min		6:07±28min		7.89±0.91	

（二）睡眠时长和 BMI 的横断面和纵向关联

基线睡眠时长分别和基线 BMI（$r = -0.10$，$P < 0.001$）、随访 BMI（$r = -0.10$，$P < 0.001$）负相关。多因素线性回归分析结果显示，在调整相关混杂变量（包括性别、年龄、上床时间、水果摄入频率、不吃早餐、电脑使用时长）后，睡眠时长与 BMI 的关系在基线调查时边际相关（$b = -0.23$，$\beta = -0.01$，$95\%CI$：$-0.51 \sim 0.04$，$P < 0.1$），在随访调查时两者的关联具有统计学意义（$b = -0.05$，$\beta = -0.21$，$95\%CI$：$-0.37 \sim -0.06$，$P < 0.05$）（附图 3-1）。

模型	β	b		$95\%CI$	
基线调查时的 BMI（横断面）					
年龄性别调整后的模型	−0.10	−0.41		−0.58	−0.23
调整所有相关协变量后的模型 [a]	−0.01	−0.23		−0.51	−0.04
随访调查时的 BMI（纵向调查）					
年龄性别调整后的模型	−0.11	−0.42		−0.60	−0.20
调整所有相关协变量后的模型 [a]	−0.05	−0.21		−0.37	−0.06

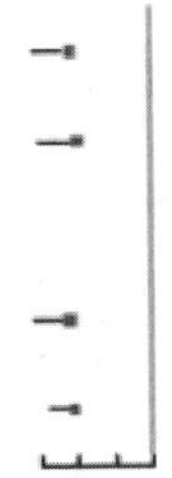

−0.5 0 0.5 1

附图 3-1　睡眠时长与 BMI 的横断面和纵向关联

[a]：调整年龄、性别、上床时间、水果摄入、不吃早餐和使用电脑。

（三）睡眠时长和超重的横断面和纵向关联

在基线调查 1 901 名学生中，调整相关混杂因素（年龄、性别、上床时间、水果摄入、不吃早餐和使用电脑）后，多因素 logistic 模型提示较长的睡眠时长与较低的超重风险相关，且关联具有统计学意义（$AOR = 0.81$，$95\%CI$：$0.66 \sim 1.00$，$P = 0.05$）。在 1 510 名基线调查时未超重的学生中，2 年随访结束时，共有 62 名（4.1%）学生发展为超重。多因素 logistic 回归分析的结果显示在调整相关潜在混杂因素（年龄、性别、上床时间、基线 BMI、水果摄入、不吃早餐）后，基线调查时更长的睡眠时长与随访时较低的超重风险相关（$AOR = 0.43$，$95\%CI$：$0.24 \sim 0.76$，$P < 0.05$）（附图 3-2）。

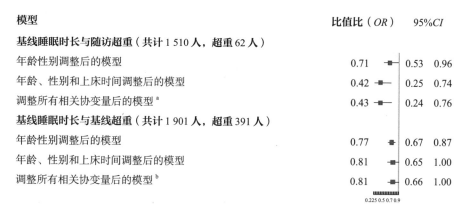

模型	比值比（*OR*）	95%*CI*
基线睡眠时长与随访超重（共计 1 510 人，超重 62 人）		
年龄性别调整后的模型	0.71	0.53 0.96
年龄、性别和上床时间调整后的模型	0.42	0.25 0.74
调整所有相关协变量后的模型 [a]	0.43	0.24 0.76
基线睡眠时长与基线超重（共计 1 901 人，超重 391 人）		
年龄性别调整后的模型	0.77	0.67 0.87
年龄、性别和上床时间调整后的模型	0.81	0.65 1.00
调整所有相关协变量后的模型 [b]	0.81	0.66 1.00

0.225 0.5 0.7 0.9

附图 3-2 基线调查与随访调查时睡眠时长与超重风险的关系

[a]：调整年龄、性别、上床时间、基线 BMI、水果摄入、不吃早餐；

[b]：调整年龄、性别、上床时间、水果摄入、不吃早餐和使用电脑。

四、分析与讨论

本前瞻性研究采用直接测量的体格检查数据，研究结果提示在 7 年级学生中较短的睡眠时长与超重风险的增加独立相关。此外，7 年级学生中较短的睡眠时长，与 2 年后较高的 BMI 和超重的风险增加有关。

关于睡眠时长与超重的关系的研究结果具有不一致性。Calamaro 等人的研究提示 13 568 名青少年在随访 1 年后，肥胖与睡眠时长 < 6h/d 无统计学关联。Bell 等人的一项历时 5 年的队列研究发现，在年纪较小的儿童（基线调查时 0 ~ 4 岁）中，夜间睡眠时长短与超重 / 肥胖关联具有统计学意义，但是在较为年长的儿童（基线调查时 5 ~ 13 岁）中未发现有统计学意义的关联。然而，很多研究均报告了短睡眠时长与肥胖 / 超重的关联具有统计学意义。在我国 2010—2012 年国家营养与健康调查中，对 35 414 名 6 ~ 17 岁儿童青少年的调查研究发现，睡眠时长越短，儿童超重和肥胖的风险越高，增加睡眠时长对降低儿童超重和肥胖率有积极作用。本研究进一步验证了先前一些在儿童青少年中实施的前瞻性研究和横断面研究的结果，也同时证实了本研究在最初提出的假设，即睡眠时长过短增加了儿童青少年超重或肥胖的风险。本研究提示儿童青少年睡眠时长每减少 1h 可使得 2 年随访后超重风险增加 50% 以上。

性别、年龄、睡眠时点、饮食习惯以及电子屏幕使用时长为睡眠时长和超重关联的混杂因素。在调整这些相关潜在的混杂变量后，并没有改变睡眠时长与儿童青少年超重肥胖的统计学关联。本次研究结果证实了睡眠时长是青少年肥胖的独立危险因素。

睡眠时长和超重肥胖关联的潜在机制尚不清楚。一些可能的机制包括：睡眠时长过短使血清胃饥饿素的水平升高，血清瘦素水平下降，从而增加饥饿感和食欲。儿童时期充足的睡眠对于早期预防肥胖很重要，尤其是存在肥胖遗传倾向的情况下。

本研究也存在一些局限性。第一，睡眠时长通过自填问卷中的上床时间和起床时间来计算，可能存在信息偏倚。然而，一些研究报告了使用相似的问卷问题计算睡眠时长，具有良好的信效度。第二，本研究并未测量一些与超重风险相关的睡眠因素，如打鼾或 OSA、白天睡眠情况、社交时差以及睡眠质量。第三，由于随访调查时肥胖的学生数量少，本研究中并未区分超重和肥胖。第四，本研究也未测量饮食习惯中可能引起体重增加的一些影响因素，如能量摄入、饮食模式以及生物节律等。

本研究基于横断面和纵向数据的分析结果提示，在我国儿童青少年中，睡眠时长过短与超重具有显著相关性，这种关联可能是因果关系。在今后的儿童青少年肥胖防治工作中，保障充足的睡眠意义十分重要。

（李思萱　龚清海）

参考文献

[1] GONG QH,LI SX,WANG SJ,et al. Sleep duration and overweight in Chinese adolescents:a prospective longitudinal study with 2-year follow-up. Sleep Breath. 2020,24(1):321-328.

[2] SU C,ZHANG B,WANG YF,et al. Epidemics of overweight and obesity among growing childhood in China between 1997 and 2009:impact of family income,dietary intake,and physical activity dynamics. Chin Med J (Engl). 2015,128(14):1879-1886.

[3] ZHANG J,LI X,HAWLEY N,et al. Trends in the Prevalence of overweight and obesity among Chinese school-age children and adolescents from 2010 to 2015. Child Obes,2018,14(3):182-188.

[4] GARCIA-DOMINIC O,WRAY LA,LEDIKWE JH,et al. Accuracy of self-reported energy intakes in low-income urban 4th grade minority children. Obesity,2010,18(11):2220-2226.

[5] ZHU P,ZHANG YM,YIN X,et al. Endogenously synthesized n-3 polyunsaturated fatty acids in fat-1 transgenic mice suppress B16F10 melanoma lung metastasis by impairing

mesenchymal to epithelial transition. J Funct Foods,2016,27:483-490

[6] CAPPUCCIO FP,TAGGART FM,KANDALA NB,et al. Meta-analysis of short sleep duration and obesity in children and adults. Sleep,2008,31(5):619-626.

[7] WU Y,GONG Q,ZOU Z,et al. Short sleep duration and obesity among children:a systematic review and meta-analysis of prospective studies. Obes Res Clin Pract,2017,11(2):140-150.

[8] GONG QH,LI H,ZHANG XH,et al. Associations between sleep duration and physical activity and dietary behaviors in Chinese adolescents:results from the Youth Behavioral Risk Factor Surveys of 2015. Sleep Med,2017,37:168-173.

[9] GONG QH,LI SX,LI H,et al. Insufficient sleep duration and overweight/obesity among adolescents in a Chinese population. Int J Environ Res Public Health,2018,15(5):997.

[10] COLE TJ,BELLIZZI MC,FLEGAL KM,et al. Establishing a standard definition for child overweight and obesity worldwide:international survey. BMJ,2000,320(7244):1240-1243.

[11] ASARNOW LD,MCGLINCHEY E,HARVEY AG. Evidence for a possible link between bedtime and change in body mass index. Sleep,2015,38(10):1523-1527.

[12] SHI Z,TAYLOR AW,GILL TK,et al. Short sleep duration and obesity among Australian children. BMC Public Health,2010,10:609.

[13] GARMY P,CLAUSSON EK,NYBERG P,et al. Insufficient sleep is associated with obesity and excessive screen time amongst ten-year-old children in Sweden. J PediatrNurs,2018,39:e1-e5.

[14] NAGAI M,TOMATA Y,WATANABE T,et al. Association between sleep duration,weight gain,and obesity for long period. Sleep Med, 2013,14(2):206-210.

[15] 宗心南，李辉，张亚钦，等．中国 9 个城市学龄前儿童单纯性肥胖的影响因素研究．中华流行病学杂志，2022，43（1）：50-57.

附录 4　睡眠与儿童自杀倾向的关系研究

一、研究背景与目的

儿童青少年自杀行为是全球主要的公共卫生问题之一，造成了严重的社会、经济、家庭负担。根据美国疾病预防控制中心（CDC）的数据，自杀是继事故和他杀之后儿童青少年的第三大死亡原因。有研究表明，自杀是青少年和年轻成人（15～34岁）的首要死因，占该年龄组所有死亡人数的19%。有数据表明，男性在15～24岁间存在自杀率的陡然上升趋势。此外，自杀行为与精神疾病、冲动攻击、吸烟、性别、年龄、饮酒和抑郁症有关。有横断面研究报告称，儿童青少年睡眠不足、睡眠障碍与自杀行为有关，有睡眠问题的青少年存在更高风险的自杀意念、自杀计划、自杀未遂。

然而，儿童青少年的睡眠与自杀之间的关系尚无完全一致的结论，有研究认为睡眠时长无论长短都与自杀率无关。目前大多数研究受其横断面设计或小样本量的限制，不能确定睡眠与自杀之间的时间顺序。因此，本研究旨在利用前瞻性研究，分析宁波市儿童青少年的睡眠时长和睡眠质量与自杀倾向之间的关系，以期为青少年自杀的早期干预提供科学依据。

二、研究方法

（一）调查对象

本项前瞻性研究于2016年10月开展基线调查，2018年10月开展随访调查。基线调查通过自我问卷收集。该问卷参考了美国青少年风险行为监测（youth risk behavior surveillance，YRBS）调查。排除标准如下：①缺少有关自杀意念（包括自杀意念、自杀计划和自杀未遂）或睡眠数据；②报告有自杀倾向的数据。对符合排除标准的任意一条的受访者，在基线调查时即予以排除。所有受访者集中在教室1h内完成问卷调查并回收。

通过方便抽样在宁波市10个区的13所初中招募了1 930名12～13岁的符合条件的学生（七年级）进行基线调查，其中365名学生在2018年10月的随访中失访，另外52名学生的问卷存在缺失信息的样本排除。最终本次调查实际纳入1 513人。调查前，所有受访者的父母（或法定监护人）都按要求签署了书面知情同意书，学生本人也同样签署了知情同意书。

（二）测量方法

1. **睡眠和相关行为**　基线调查时，每天睡眠持续时间通过使用以下问题定义："您平均早上几点起床？""您平均晚上几点睡觉？"所有受访者均报告了他们的就寝时间和起床时间。通过以下公式计算睡眠时长：睡眠时长＝（起床时间＋24）－（上床时间）。将计算出的睡眠时长按照＜8h、8～9h和≥9h

分为 3 类。根据美国国家睡眠基金会对 12 ~ 13 岁青少年的睡眠建议，本研究将睡眠不足定义为每天睡眠 < 8h，睡眠充足定义为每天 ≥ 9h。使用匹兹堡睡眠质量指数（PSQI）评估基线的睡眠质量，如果 PSQI ≥ 5 则认为睡眠质量差。

2. 自杀　在基线调查和后续随访调查中，自杀相关行为均通过 3 个问题进行评估："在过去 12 个月中，您是否想过自杀？""在过去的 12 个月中，您是否制订过自杀的计划？""在过去的 12 个月里，你有自杀的行为吗？"所有自杀问题的答案均为"是"或"否"。

3. 其他行为　关于睡眠和其他健康相关行为，包括饮食、身体活动、吸烟、饮酒和感到悲伤或绝望等信息。

（三）统计方法

受访者的特征如果为连续变量，则用平均值和标准差描述；分类变量则用百分比（%）来描述。组间差异的统计学显著性则根据数据的特征使用 χ^2 检验或 t 检验或单向方差分析（analysis of variance，ANOVA）检验。在调整性别、年龄、父母受教育程度、体育活动、吸烟和饮酒后，使用多变量逻辑回归分析分析睡眠持续时间、睡眠质量和自杀率之间的关联，并用 *OR* 及其 95%*CI* 表示。*P* 值 < 0.05（双侧）可认为具有统计学意义。应用 SPSS 第 18 版和 R 4.3.0 软件进行统计学分析。

三、研究结果

（一）按睡眠类别划分的基线和随访特征

共有 1 513 名学龄儿童青少年被纳入本研究并完成了基线调查和后续随访调查，其中 50.76% 为男生。基线时，儿童青少年平均年龄为（12.26 ± 0.44）岁，平均睡眠时长（8.72 ± 0.82）h。在 2 年后的随访中，儿童青少年总自杀相关行为率为 11.83%（179/1 513），308 名调查对象报告有一种以上的自杀相关行为。

按基线时的睡眠时长分为睡眠不足组（< 8h，*n*=323）、每天睡眠 8 ~ 9h 组（8 ~ < 9h，*n*=545）和睡眠充足组（≥ 9h，*n*=645），3 组的平均年龄分别为（12.24 ± 0.43）岁、（12.27 ± 0.44）岁、（12.27 ± 0.44）岁，差异无统计学意义（*P*=0.488）。3 组在性别、父母教育程度存在显著差异（*P* < 0.05）。3 组的中等强度运动（≥ 1d/ 周）率分别为 89.47%、95.23%、92.71%，增强肌肉

的运动（≥ 1d/ 周）率分别为 60.99%、62.20%、63.57%，参与运动率随着睡眠时长的增加而上升，差异存在统计学意义（$P < 0.05$）。吸烟率和饮酒率则随着睡眠时长的增加而下降，3 组吸烟率分别为 8.67%、4.22%、5.89%，差异存在统计学意义（$P < 0.05$）；饮酒率分别为 14.24%、12.29%、9.46%，差异存在统计学意义（$P < 0.05$）。对于总体及男生而言，不同睡眠时长的人 3 种自杀相关行为均差异显著（$P < 0.05$），而女生则在自杀计划这一项上存在显著差异（$P < 0.05$），见附图 4-1。

按基线时的睡眠质量（PSQI）分为睡眠质量好（PSQI < 5，n=1 306）和睡眠质量差（PSQI ≥ 5，n=207）两组，平均年龄分别为（12.26 ± 0.47）岁、（12.21 ± 0.41）岁，差异无统计学意义（P=0.133）。对男生而言，睡眠质量好的吸烟率更低，两组的吸烟率分别为 6.76% 和 12.75%（$P < 0.05$）；而对女生而言，两组的父母受教育程度存在显著差异（$P < 0.05$）。不同睡眠质量的人其自杀相关行为存在差异。对总体及男生而言，睡眠质量影响自杀意念和自杀计划（$P < 0.05$）；而女生则仅在自杀意念这一项上存在显著差异（$P < 0.05$）。

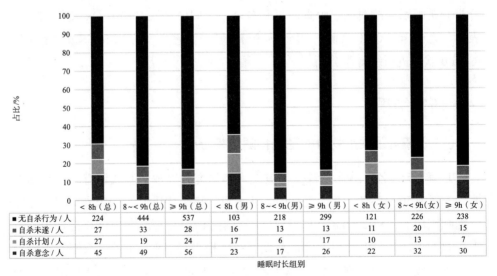

附图 4-1 基线时不同睡眠时长组的自杀相关行为

（二）睡眠时长、睡眠质量和自杀相关行为之间的纵向关联

对总体组调整年龄、性别、父母受教育程度、适度体育活动、吸烟和饮酒，男生和女生组调整年龄、父母受教育水平、体力活动、吸烟和饮酒因素后，进行基线时的睡眠时长与 2 年随访时的自杀相关行为之间的 Logistic 回归分析。以睡眠 ≥ 9h/d 组作为参考组，睡眠不足与 2 年随访时的自杀相关行为率之间的关系见附图 4-2 和附图 4-3。睡眠时长较短（< 8h/d）的男生相对于睡眠时长 ≥ 9h/d 的更容易发生自杀相关行为（自杀意念 OR = 2.18，95%CI：1.97 ~ 3.98；自杀计划 OR = 2.47，95%CI：1.22 ~ 5.01；自杀未遂 OR = 2.97，95%CI：1.39 ~ 6.38）。分析结果也表明睡眠时长的增加与男生自杀意念和自杀未遂的风险降低有关（自杀意念 OR = 0.70，95%CI：0.52 ~ 0.95；自杀企图 OR = 0.62，95%CI：0.44 ~ 0.89）。在女孩中，睡眠时长的增加与自杀计划风险降低有关（OR = 0.57，95%CI：0.36 ~ 0.91），见附图 4-4。

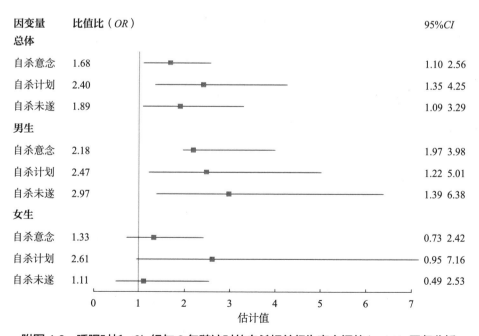

附图 4-2　睡眠时长 <8h 组与 2 年随访时的自杀相关行为率之间的 logistic 回归分析

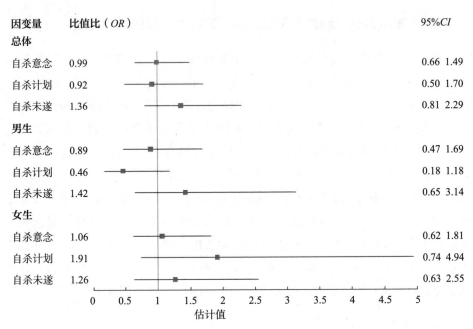

附图 4-3　睡眠时长 8～<9h 组与 2 年随访时的自杀相关行为率之间的 logistic 回归分析

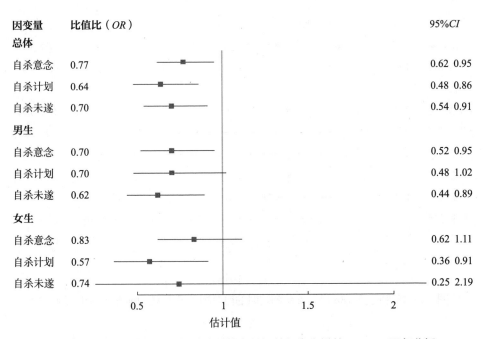

附图 4-4　睡眠时长与 2 年随访时的自杀相关行为之间的 logistic 回归分析

对总体组调整年龄、性别、父母受教育程度、适度体育活动、吸烟和饮酒，男生和女生组调整年龄、父母教育水平、体力活动、吸烟和饮酒因素后，进行基线时的睡眠质量与 2 年随访时的自杀相关行为率之间的 Logistic 回归分析。以良好的睡眠质量相比（PSQI < 5）作为参考，睡眠质量差（PSQI ≥ 5）与男孩自杀意念和自杀计划的风险增加相关（OR=2.14，95%CI：1.15 ～ 3.99；OR=2.47，95%CI：1.16 ～ 5.25），见附图 4-5。此外，该模型还表明，PSQI 得分高与男孩自杀意念、自杀计划和自杀未遂的可能性增加相关（自杀意念 OR=1.17，95%CI：1.05 ～ 1.30；自杀计划 OR=1.19，95%CI：1.05 ～ 1.36；自杀未遂 OR=1.18，95%CI：1.02 ～ 1.37）；对女孩而言，PSQI 得分高与自杀意念和自杀未遂的可能性增加相关（OR=1.18，95%CI：1.07 ～ 1.30；OR=1.34，95%CI：1.00 ～ 1.29），见附图 4-6。

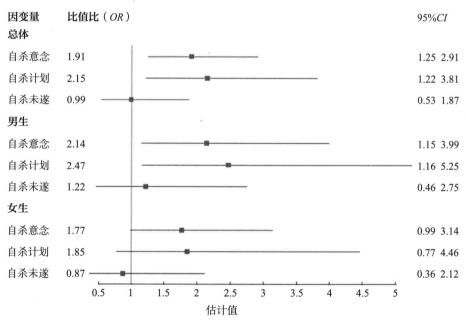

附图 4-5　睡眠质量差（PSQI ≥ 5）与自杀相关行为率之间的 Logistic 回归分析

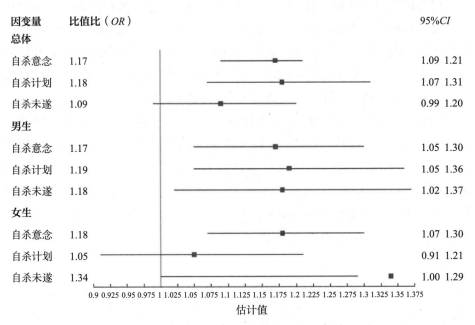

因变量	比值比（*OR*）		95%*CI*
总体			
自杀意念	1.17		1.09 1.21
自杀计划	1.18		1.07 1.31
自杀未遂	1.09		0.99 1.20
男生			
自杀意念	1.17		1.05 1.30
自杀计划	1.19		1.05 1.36
自杀未遂	1.18		1.02 1.37
女生			
自杀意念	1.18		1.07 1.30
自杀计划	1.05		0.91 1.21
自杀未遂	1.34		1.00 1.29

附图 4-6　睡眠质量得分与自杀相关行为率之间的 Logistic 回归分析

四、分析与讨论

　　本研究发现，睡眠不足（每晚 < 8h）或睡眠质量差（PSQI ≥ 5）是男生自杀（自杀意念、自杀计划和自杀未遂）的危险因素，这与其他类似的研究结果一致。本研究为认识和防控儿童青少年自杀提供了重要参考依据。其他类似研究也建议使用匹兹堡睡眠质量指数量表相关条目对儿童青少年睡眠时长和质量进行评估，以便于早期识别自杀风险高的儿童青少年。某些机制可以部分解释睡眠与自杀行为之间的关联，包括内分泌和免疫系统引起的有害变化、血清素（5- 羟色胺）水平降低、前额叶活动减退导致执行力下降、神经元密度降低以及睡眠不良导致情绪稳态降低等。

　　本研究表明，睡眠与自杀相关之间的关联存在性别差异。男孩更容易因睡眠时长短或睡眠质量差而发生自杀，这可能与男女间的生理和心理差异有关。有实验研究表明，睡眠不足与判断力、注意力、情感调节和冲动控制能力呈负相关，而睡眠不足或睡眠质量差的男孩比女生更具有攻击性，冲动控制能力更差。还有一种可能的原因，当女孩面临自杀相关风险时，她们能够比男生获得更多的社会和家庭支持。因此，女生相对男生而言自杀风险要低。然而，也有研究发现，虽然男性比女性自杀发生率高，但女性更频繁地尝试自杀。因此，睡眠状况与自杀之间的性别差异需要进一步研究。

在本研究中，睡眠质量对自杀的影响要比睡眠持续时间小。一方面可能是本研究样本中睡眠质量较差（PSQI ≥ 5）的检出率较小，统计功效可能不足。另一方面可能是，本研究中对于睡眠质量好坏界点是通过 PSQI 评分来定的，可能存在测量偏倚。此外，一项针对 1 040 名大学生的相关调查发现，抑郁在睡眠质量和自杀意念之间起到完全的中介作用。在该研究模型中，相比高自尊的学生，低自尊学生的抑郁更容易受睡眠质量差的影响。这说明在睡眠质量和自杀之间尚有更多影响因素值得深一步的研究。

本研究存在以下优势：前瞻性设计便于探讨儿童青少年睡眠与自杀之间关联的时序性和独立性，样本量相对较大，以及对潜在混杂因素的控制。但是，本研究同样存在局限性。首先，这些数据仅适用于上学的儿童青少年，并不能代表该年龄组的所有人。其次，所有数据均基于自报问卷计算，尽管调查问卷已被证明了良好的重测信度，但可能存在回忆偏倚。第三，本研究没有测量诸如打鼾或呼吸困难、工作日和周末的睡眠习惯、社交时差和白天睡眠等其他可能与自杀风险有关的变量。另外，本研究仅在基线时测量了一次暴露，这些暴露可能不代表 2 年内的持续暴露水平。尽管存在这些局限性，本项研究仍可以较好地了解儿童青少年睡眠与自杀行为之间的关系。

总之，队列数据表明，睡眠时长过短和睡眠质量较差可能是儿童青少年自杀行为的危险因素。建议学校教育者和卫生工作者应对青少年的睡眠情况高度关注，创造有利于儿童青少年良好的睡眠环境。同时也需要更多的前瞻性设计和更精确地测量睡眠、自杀和其他健康相关行为的研究来进一步分析儿童青少年睡眠与自杀行为之间的关系。

（王思嘉　龚清海）

参考文献

[1] GONG QH,LI SX,WANG SJ,et al. Sleep and suicidality in school-aged adolescents:a prospective study with 2-year follow-up. Psychiatry Res,2020,287:112918.

[2] LIU X. Sleep and adolescent suicidal behavior. Sleep,2004,27(7):1351-1358.

[3] CHIU HY,LEE HC,CHEN PY,et al. Associations between sleep duration and suicidality in adolescents:a systematic review and dose-response meta-analysis. Sleep Med Rev,

2018,42:119-126.

[4] 李育红，况利. 青少年睡眠问题与自杀的相关性研究现状. 四川精神卫生，2020，33
（1）：87-91.

[5] SCHRIJVERS DL,BOLLEN J,SABBE BG. The gender paradox in suicidal behavior and its impact on the suicidal process. J Affect Disord,2012,138(1-2):19-26.

[6] DONG M,LU L,SHA S,et al. Sleep disturbances and the risk of incident suicidality:a systematic review and meta-analysis of cohort studies. Psychosom Med,2021,83(7):739-745.

[7] Centers for Disease Control and Prevention (CDC). Suicide trends among youths and young adults aged 10-24 years-United States,1990-2004. MMWR Morb Mortal Wkly Rep,2007, 56(35):905-908.

[8] CHIU HY,LEE HC,CHEN PY,et al. Associations between sleep duration and suicidality in adolescents:a systematic review and dose-response meta-analysis. Sleep Med Rev,2018, 42:119-126.

[9] CLEARY A. Suicidal action,emotional expression,and the performance of masculinities. SocSci Med,2012,74(4):498-505.

[10] CLUVER L,ORKIN M,BOYES ME,et al. Child and Adolescent suicide attempts,suicidal behavior,and adverse childhood experiences in south africa:a prospective study. J Adolesc Health,2015,57(1):52-59.

[11] KILLGORE WD,KAHN-GREENE ET,LIPIZZI EL,et al. Sleep deprivation reduces perceived emotional intelligence and constructive thinking skills. Sleep Med,2008,9(5):517-526.

[12] 郭素然. 大学生睡眠质量对自杀意念的影响：抑郁和自尊的作用. 心理研究，2021，14
（5）：464-472.

[13] WOJNAR M,ILGEN MA,WOJNAR J,et al. Sleep problems and suicidality in the National Comorbidity Survey Replication. J Psychiatr Res,2009,43(5):526-531.

[14] JIANG H,NIU L,HAHNE J,et al. Changing of suicide rates in China,2002-2015. J Affect Disord,2018,240:165-170.

[15] BENTON TD,MUHRER E,JONES JD,et al. Dysregulation and suicide in children and adolescents. Child Adolesc PsychiatrClin N Am,2021,30(2):389-399.

附录5　睡眠与儿童抑郁的关系研究

一、研究背景

抑郁症是造成全球疾病负担的主要因素之一，它与生活质量下降、功能性残疾和过早死亡有关。据世界卫生组织（WHO）估计，到2030年，抑郁症的疾病负担预计将居所有疾病之首。由于青少年正处于社会、身体、心理和认知能力快速发展的时期，因此他们的抑郁问题日益受到关注。

在全球学校学生健康调查中，Vancampfort等人报道称，28.7%的12～15岁青少年有抑郁症状，在这个关键的人生过渡阶段造成了巨大的个人、社会和经济负担。最近一项汇集观察性研究的meta分析表明，约有19.85%的中国儿童和青少年有抑郁症状。此外，青少年抑郁症状的全球流行率从2001—2010年的24%上升到2011—2020年的37%。青少年抑郁症状与广泛的认知和社交障碍、成年后患重度抑郁症的更高风险、自我伤害的增加以及日常生活质量的下降有关。因此，识别与青少年抑郁症状相关的潜在因素对于早期干预是非常有意义且必要的。

睡眠在维持心理健康方面起着至关重要的作用，据报道，睡眠长短与青少年的各种心理健康问题有关。美国国家睡眠基金会建议青少年每天的睡眠时长为8～10h。然而，最近的一项系统回顾和meta分析显示，15～18岁的青少年每天只有7.4h睡眠。越来越多的研究试图估算睡眠时长与青少年抑郁症状之间的关系，但研究结果并不一致。例如，之前的一些研究显示，睡眠时长与青少年抑郁症状评分呈负相关。日本的一项研究发现，睡眠时长与青少年抑郁症状之间呈"U"形关系，每天睡眠<5h和>8h的青少年出现抑郁症状的风险更高。在一项针对中国青少年的研究中，与睡眠8h/d相比，睡眠<8h/d和≥9h/d与抑郁症状显著相关。

本研究以宁波市儿童青少年为研究对象，了解儿童青少年睡眠时长与抑郁症状风险之间的关系，为儿童青少年心理健康干预及睡眠改善工作提供依据。

二、研究方法

（一）测量与调查对象

本研究于2019—2021年在宁波市开展的基于学校中小学生的一项横断面

调查。首先每年度从宁波市 10 个区县（市）中以地域为考虑因素分别在市区和郊县各抽取 1 个区作为监测点。城区监测点选择 5 所学校（2 所初中、2 所普通高中、1 所职业高中）；郊县监测点选择 3 所学校（2 所初中、1 所普通高中），每个年级至少选择 80 人，以整班为单位开展调查。

（二）问卷调查

每所学校分别在 3 个年级至少抽取 240 名学生开展问卷调查，每个年级至少抽取 80 名学生，以整班为单位开展调查。学生健康影响因素监测包括学生近视相关影响因素专项调查和学生健康行为影响因素监测。

测量抑郁症状使用的是抑郁自评量表（Center for Epidemiology Scale for Depression，CES-D）问卷的中文版。CES-D 问卷是一种广泛使用、简单且经过验证的抑郁症状自评问卷，包含 20 个项目。每个项目的得分从 0 分到 3 分不等（很少或没有 = 0 分，有时 = 1 分，经常或每周有一半时间 = 2 分，大部分或全部时间 = 3 分）。将所有 20 个项目的分数相加，得出 CES-D 分数，范围从 0 分到 60 分。CES-D 得分越高，表明抑郁症状越严重，总分 16 分被认为是一般表明抑郁症状的筛查界值。中文版 CES-D 在中国人群中显示出良好的信度和效度。本研究样本的克朗巴哈系数（Cronbach's α）为 0.805。

睡眠时长是通过自填问卷获得的，问卷中包含每天平均睡眠时长的问题。根据之前的一项研究，睡眠时长分为每天 < 7h、7 ~ 8h、8 ~ 9h 和 ≥ 9h。

通过结构化问卷收集了自我报告的协变量，包括年龄、性别、地区、体重指数和体力活动。地区分为城市地区和农村地区。每位参与者的体重指数（BMI）计算方法是体重（kg）除以身高（m）的平方。参与者被分为体重不足（BMI < $18.5kg/m^2$）、体重正常（$18.5 \leq$ BMI < $24kg/m^2$）、超重（$24 \leq$ BMI < $28kg/m^2$）和肥胖（BMI $\geq 28kg/m^2$）。体力活动分为每天 < 1h、1 ~ 2h、2 ~ 3h 和 ≥ 3h。

（三）质量控制

各监测点按照工作手册规范监测数据的采集、管理、应用，确保监测工作质量。对监测工作人员进行统一培训，加强检查、指导和质量控制工作。

（四）数据分析

采用 Epidata 3.1 软件建立数据库，采用 Excel 2016 软件进行数据整理和统计描述，采用 SPSS 22.0 和 R 4.3.0 软件进行统计分析。计数资料采用频数和构成比描述，组间比较采用卡方检验；计量资料采用均数和标准差描述，组间比较采用 t 检验或方差分析。采用 logistic 回归分析，研究睡眠时长对抑郁症状的影响，并得出 OR 和 95%CI。根据以往研究，将年龄、性别、地区、体重指数和体力活动作为协变量进行了调整。采用限制性立方样条曲线分析用于评估睡眠时长与抑郁症状之间的剂量 - 反应关系。

三、研究结果

（一）宁波市儿童青少年抑郁情况

附表 5-1 列出了按抑郁症状分类的受试者基本特征。共有 2 510 名参与者 CES-D ≥ 16（34.24%），即出现可能抑郁症状。与没有抑郁症状的青少年相比，有抑郁症状的儿童青少年年龄更大，女生的比例较高，BMI 更高，参加体力活动的次数更少（$P < 0.001$）。附表 5-2 列出了按睡眠时长长短分类的受试者基本特征。在所有 7 330 名受调查者中，睡眠时长较长的受试者多为年轻男性，居住在农村地区，参加体力活动的时间较长（$P < 0.001$）。

附表 5-1　根据抑郁症状分组的受调查者基本特征

特征	非抑郁组 / 人（占比 /%） （N = 4 820）	抑郁组 / 人（占比 /%） （N = 2 510）
年龄, n（%）		
< 15 岁	2 563（74.90）	859（25.10）
≥ 15 岁	2 257（57.75）	1 651（42.25）
性别, n（%）		
男	2 599（68.94）	1 171（31.06）
女	2 221（62.39）	1 339（37.61）

特征	非抑郁组 / 人（占比 /%） （N = 4 820）	抑郁组 / 人（占比 /%） （N = 2 510）
地区, n(%)		
城市	3 233（66.01）	1 665（33.99）
农村	1 587（65.26）	845（34.75）
BMI, n(%)		
体重不足	1 473（70.78）	608（29.22）
正常	2 484（63.76）	1 412（36.24）
超重	591（62.94）	348（37.06）
肥胖	272（65.70）	142（34.30）
体力活动, n(%)[*]		
< 1h/d	1 048（60.20）	693（39.81）
1 ~ 2h/d	1 994（69.16）	889（30.84）
2 ~ 3h/d	724（65.28）	385（34.72）
≥ 3h/d	870（67.29）	423（32.72）

[*]：该指标分析时存在缺失值。

附表 5-2　根据睡眠时长长短分组的受调查者基本特征

特征	不同睡眠时长分组人数 / 人（占比 /%）				
	总计（N = 7 330）	< 7h/d	7 ~ 8h/d	8 ~ 9h/d	≥ 9h/d
年龄, n(%)					
< 15 岁	3 422（46.68）	263（7.69）	741（21.65）	1 546（45.18）	872（25.48）
≥ 15 岁	3 908（53.32）	1 070（27.38）	1 537（39.33）	1 075（27.51）	226（5.78）
性别, n(%)					
男	3 770（51.43）	629（16.68）	1 110（29.44）	1 417（37.59）	614（16.29）
女	3 560（48.57）	704（19.78）	1 168（32.81）	1 204（33.82）	484（13.60）

特征	不同睡眠时长分组人数 / 人（占比 /%）			
	总计（N = 7 330）	< 7h/d	7 ~ 8h/d	8 ~ 9h/d	≥ 9h/d
地区，n（%）					
城市	4 898（66.82）	997（20.36）	1 604（32.75）	1 687（34.44）	610（12.45）
农村	2 432（33.18）	336（13.82）	674（27.71）	934（38.41）	488（20.07）
BMI，n（%）					
体重不足	2 081（28.39）	282（13.55）	563（27.05）	806（38.73）	430（20.66）
正常	3 896（53.15）	786（20.18）	1 264（32.44）	1 350（34.65）	496（12.73）
超重	939（12.81）	182（19.38）	308（32.80）	323（34.40）	126（13.42）
肥胖	414（5.65）	83（20.05）	143（34.54）	142（34.30）	46（11.11）
体力活动，n（%）*					
< 1h/d	1 741（24.78）	445（25.56）	592（34.00）	523（30.04）	181（10.40）
1 ~ 2h/d	2 883（41.03）	460（15.96）	890（30.87）	1 073（37.22）	460（15.96）
2 ~ 3h/d	1 109（15.78）	188（16.95）	341（30.75）	398（35.89）	182（16.41）
≥ 3h/d	1 293（18.40）	182（14.08）	361（27.92）	521（40.29）	229（17.71）

*：该指标分析时存在缺失值。

（二）睡眠时长与抑郁症状的发生率之间的关系

附图 5-1 显示，每天睡眠时长 < 7h、7 ~ 8h、8 ~ 9h 和 > 9h 时，儿童青少年抑郁症状的患病率分别为 52.66%、37.80%、27.55% 和 20.49%（$P < 0.001$）。图还显示了按性别分列的抑郁症状流行率。女性抑郁症状的发生率高于男性（$P < 0.05$），而且随着睡眠时长的延长，男女抑郁症状的发生率均有所下降。女生的抑郁症状发生率分别为 58.10%、39.90%、29.73% 和 21.90%（$P < 0.001$），男生的抑郁症状发生率分别为 46.58%、35.59%、25.69% 和 19.38%（$P < 0.001$）。

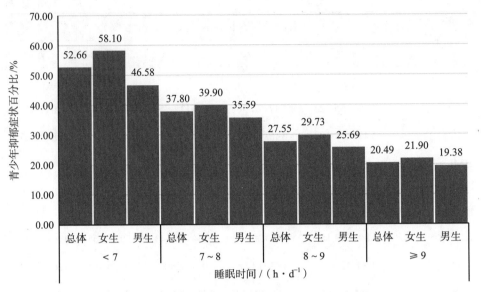

附图 5-1　按睡眠时长长短划分的抑郁症状分布情况

（三）睡眠时长与抑郁症状之间的关系

附表 5-3 显示了睡眠时长与抑郁症状相关的 *OR* 和 95%*CI*。在模型 1 中，与每天睡眠时长 < 7h 相比，每天睡眠时长为 7～8h（*OR* = 0.55，95%*CI* 0.48～0.63）、8～9h（*OR* = 0.34，95%*CI* 0.30～0.39）和 ≥ 9h（*OR* = 0.23，95%*CI* 0.19～0.28）的抑郁症状明显减少（*P* < 0.001）。在模型 2 中对年龄和性别进行调整后，在每天睡眠时长为 7～8h（*OR* = 0.58，95%*CI* 0.50～0.67）、8～9h（*OR* = 0.42，95%*CI* 0.36～0.48）和 ≥ 9h（*OR* = 0.32，95%*CI* 0.26～0.38）的人群中，较长的睡眠时长仍然与抑郁症状风险降低有关（*P* < 0.001）。模型 3 对年龄、性别、地区、体重指数和体力活动进行了调整，也观察到了一致的结果。

附表 5-3　睡眠时长与抑郁症状之间的关系

模型	OR（95% *CI*）	*P* 值
模型 1		
<7h/d	参照	
7～8h/d	0.55（0.48～0.63）	<0.001
8～9h/d	0.34（0.30～0.39）	<0.001
≥ 9h/d	0.23（0.19～0.28）	<0.001

模型	OR(95% CI)	P 值
模型 2		
<7h/d	参照	
7 ~ 8h/d	0.58(0.50 ~ 0.67)	<0.001
8 ~ 9h/d	0.42(0.36 ~ 0.48)	<0.001
≥ 9h/d	0.32(0.26 ~ 0.38)	<0.001
模型 3		
<7h/d	参照	
7 ~ 8h/d	0.58(0.51 ~ 0.67)	<0.001
8 ~ 9h/d	0.41(0.36 ~ 0.48)	<0.001
≥ 9h/d	0.31(0.26 ~ 0.38)	<0.001

（四）睡眠时长与抑郁症状之间的剂量 - 反应关系

附图 5-2 利用限制性立方样条曲线分析了睡眠时长与抑郁症状风险之间的关系。睡眠时长与抑郁症状之间存在明显的非线性剂量 - 反应关系（$P = 0.011$），表明睡眠时长越长的儿童青少年出现抑郁症状的风险越低。如果按年龄、性别、面积、体重指数和体力活动进行分层，儿童青少年抑郁症状的 OR 值仍会随着睡眠时长的延长而呈非线性下降。

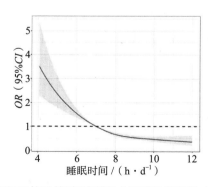

附图 5-2　睡眠时间对抑郁症状独立影响的限制性立方样条曲线

四、分析与讨论

在本项研究中，7 330 名宁波儿童青少年中有 34.24% 出现过抑郁症状。随着睡眠时长的延长，抑郁症状的发生率明显下降。进一步的分析表明，睡眠时长越长，抑郁症状的发生风险越低，而性别与睡眠时长之间存在显著的交互作用。通过限制性立方样条曲线分析发现，睡眠时长与抑郁症状风险之间存在明显的非线性关系。

该研究报告显示，宁波儿童青少年抑郁症状的患病率为 34.24%，高于以往的研究。例如，在一项来自中国东部、中部和西部地区的横断面研究中，4 952 名 10～19 岁的少女中有 20.7% 表现出抑郁症状。Wang 等人报告说，在中国广州 10 所高中的 1 956 名 11～18 岁青少年中，严重抑郁症状的患病率为 8.9%。我们的研究中抑郁症状的流行率也高于其他国家的报告。在德国，7～17 岁儿童和青少年中抑郁症状的流行率为 17%；在韩国，2017—2019 年期间少女中抑郁症状的流行率为 31.3%。抑郁症状患病率的差异可能部分是由于研究参与者的种族、年龄和样本量不同，或仅纳入女性，以及抑郁症状的评估量表和界定值不同造成的。此外，我们的研究还发现，抑郁症状的发生率随着睡眠时长的延长而降低，每天睡眠时长 < 7h、7～8h、8～9h 和 ≥ 9h 的抑郁症状发生率分别为 58.10%、39.90%、29.73% 和 21.90%（P < 0.001）。研究结果表明，睡眠时长与青少年抑郁症状之间存在潜在联系。

本研究表明，睡眠时长与儿童青少年出现抑郁症状的风险有关，这与先前的一些研究一致。另一项在中国进行的横断面研究（包括 9 515 名 16～27 岁的大学生）显示，在调整了潜在的混杂因素后，睡眠时长为 7～8h/d 和 > 8h/d 与抑郁症状风险的降低有关。最近一项基于设备测量的英国 688 名 15 岁青少年睡眠时长的研究显示，睡眠时长较短的青少年出现抑郁症状的风险较高。此外，我们的研究表明，睡眠时长与青少年抑郁症状呈非线性关系，这与之前的研究表明睡眠时长与抑郁症状之间存在剂量 - 反应关系是一致的。例如，一项针对日本 4 所初中 2 509 名学生的横断面研究显示，睡眠时长与抑郁症状之间存在反向 J 型关系。因此，本研究表明，睡眠时长与儿童青少年的抑郁症状呈负相关，睡眠时长越长，抑郁症状越轻。

本研究报告显示，睡眠时长和性别与宁波儿童青少年出现抑郁症状的风险之间存在统计学意义上的显著交互作用。具体而言，女生的睡眠时长与抑郁症状之间的相关性指数低于男生。本研究结果表明，性别可能会缓和睡眠时长对儿童青少年抑郁症状的潜在影响。Mathew 等人在之前的一项研究中报告了睡眠时长与抑郁症状之间的性别差异，该研究显示，睡眠不足的女性儿童青少年可能比男性更容易出现抑郁症状。对于已发现的性别差异，一种可能的解释是女性和男性对睡眠不足的皮质醇应激反应存在差异。例如，成年女性对睡眠不足的皮质醇唤醒反应可能高于男性，这已被公认为是心理压力的标志。在儿童青少年中，睡眠不足的男性的皮质醇唤醒反应低于女性。

虽然睡眠时长与抑郁症状之间关联的确切机制尚不确定，但有几种可能。一种可能的解释是，睡眠时长不足可能通过内分泌和免疫系统紊乱，进一步影响心理和生理。另一种可能的机制是，睡眠时长不足的人可能对快速眼动（REM）睡眠期间的被动刺激更为敏感，从而导致认知功能受损。长期处于负面情绪中的睡眠时长不足者出现抑郁症状的风险更高。此外，研究还发现，睡眠障碍和抑郁症都与胆碱能神经递质系统紊乱和边缘系统活动增加有关。

本项研究的优势在于样本量较大，并对潜在的混杂变量进行了调整。但是，本研究也存在一些局限性。首先，这是一项横断面研究，无法确定儿童青少年睡眠时长与抑郁症状之间的因果关系。今后需要开展纵向和干预性研究，以明确因果推论和确切的内在机制。其次，本研究中的睡眠时长是自我报告的，建议在未来的研究中使用客观测量设备对睡眠时长进行更准确的测量。最后，本研究中的参与者仅为宁波在校学生，因此有必要在今后的研究中使用更多样化的研究人群来进一步证实上述发现。

（蒋丹捷　张　琰　陈　奕）

参考文献 ●

[1] THAPAR A, EYRE O, PATEL V, et al. Depression in young people. Lancet, 2022, 400(10352):617-631.

[2] SHOREY S, NG ED, WONG CHJ. Global prevalence of depression and elevated depressive symptoms among adolescents: a systematic review and meta-analysis. Br J Clin Psychol, 2022, 61(2):287-305.

[3] BERTHA EA, BALAZS J. Subthreshold depression in adolescence: a systematic review. Eur Child Adolesc Psychiatry, 2013, 22(10):589-603.

[4] VANCAMPFORT D, STUBBS B, FIRTH J, et al. Sedentary behavior and depressive symptoms among 67,077 adolescents aged 12-15 years from 30 low- and middle-income

countries. Int J Behav Nutr Phys Act, 2018, 15(1):73.

[5] RAO WW, XU DD, CAO XL, et al. Prevalence of depressive symptoms in children and adolescents in China: a meta-analysis of observational studies. Psychiatry Res, 2019, 272:790-796.

[6] MAJIDI S, O'DONNELL HK, STANEK K, et al. Suicide risk assessment in youth and young adults with type 1 diabetes. Diabetes Care, 2020, 43(2):343-348.

[7] OGAWA S, KITAGAWA Y, FUKUSHIMA M, et al. Interactive effect of sleep duration and physical activity on anxiety/depression in adolescents. Psychiatry Res, 2019, 273:456-460.

[8] HIRSHKOWITZ M, WHITON K, ALBERT SM, et al. National Sleep Foundation's sleep time duration recommendations: methodology and results summary. Sleep Health, 2015, 1(1):40-43.

[9] QU Y, LI T, XIE Y, et al. Association of chronotype, social jetlag, sleep duration and depressive symptoms in Chinese college students. J Affect Disord, 2023, 320:735-741.

[10] THORBURN-WINSOR EA, NEUFELD SAS, ROWTHORN H, et al. Device-measured sleep onset and duration in the development of depressive symptoms in adolescence. J Affect Disord, 2022, 310:396-403.

[11] LIU BP, WANG XT, LIU ZZ, et al. Depressive symptoms are associated with short and long sleep duration: a longitudinal study of Chinese adolescents. J Affect Disord, 2020, 263:267-273.

[12] HARSHFIELD EL, PENNELLS L, SCHWARTZ JE, et al. Association between depressive symptoms and incident cardiovascular diseases. JAMA, 2020, 324(23):2396-2405.

[13] PENGPID S, PELTZER K. Sleep duration and incident and persistent depressive symptoms among a rural ageing population in South Africa. Compr Psychiatry, 2022, 119:152354.

[14] JIANG J, LI Y, MAO Z, et al. Abnormal night sleep duration and poor sleep quality are independently and combinedly associated with elevated depressive symptoms in Chinese rural adults: Henan Rural Cohort. Sleep Med, 2020, 70:71-78.

[15] RANITI MB, ALLEN NB, SCHWARTZ O, et al. Sleep duration and sleep quality: associations with depressive symptoms across adolescence. Behav Sleep Med, 2017, 15(3):198-215.

附录 6　睡眠与儿童近视的关系研究

一、研究背景与目的

近视是儿童青少年的常见病，并已逐渐成为影响我国儿童青少年健康的主要公共卫生问题之一。改革开放以来，我国儿童青少年近视患病率急速上升。2018 年全国儿童青少年近视调查显示，我国儿童青少年总体近视患病率达53.6%，其中初中生为 71.6%，高中生高达 81.0%。在过去几十年中，中国经济文化的迅速发展改变了原有的生活方式，儿童青少年身体活动减少，久坐时间增加，同时学习压力越来越大，睡眠问题开始显现。近年来，睡眠与近视之间的关联开始引起关注，但目前儿童睡眠时长与近视关联的机制尚不清楚，而探讨两者潜在的关联和机制可为儿童青少年近视防控提供参考依据。

既往众多人群流行病学研究发现，睡眠时长不足、睡眠障碍可能是影响儿童青少年近视的重要因素。早在 1998 年一项中国台湾的近视流行病学调查就发现，睡眠时长不足是儿童青少年近视的重要危险因素。一项韩国的研究对3 625 名 12 ~ 19 岁韩国青少年调查显示，中高度近视青少年每天睡眠时长不足 7h，轻度近视青少年每天睡眠时长也仅有 7.2h，低于视力正常青少年的7.4h；在校正性别、年龄、身高、教育水平、社会经济地位及身体活动等影响因素后，每增加 1h 睡眠，等效球镜度数增加 0.1D，每天睡眠时长 > 9h 的青少年比 < 5h 的青少年患近视的概率低 41%。

本研究以宁波市儿童青少年为研究对象，了解儿童青少年睡眠时长和近视现状的关联及睡眠时长对近视的影响，进一步为儿童青少年近视防控及睡眠改善工作提供依据。

二、研究方法

（一）调查对象

本研究是 2019—2021 年在浙江省宁波市开展的一项横断面调查。首先从宁波市 10 个县（市）区中分别在市区和郊县各抽取 1 个区作为监测点。城区监测点选择 7 所学校（2 所小学、2 所初中、2 所普通高中、1 所职业高中）；郊县监测点选择 5 所学校（2 所小学、2 所初中、1 所普通高中），每个年级至少 80 人，整班为单位开展调查。

（二）视力检查

视力检查包括远视力检查和屈光检测。该项检查的场所、器材、人员要求、检查方法和要求以及数据记录要求均符合《儿童青少年近视筛查规范》。远视力检查统一使用 5m 标准对数视力表，屈光检测统一使用台式电脑验光仪。筛查性近视判定标准为：裸眼视力 < 5.0，且非睫状肌麻痹下的电脑验光等效球镜度数 < − 0.50D；凡单眼判定为近视者即计入近视人数；确认为佩戴角膜塑形镜的受检者计入近视人数。

（三）问卷调查

每所学校分别在 3 个年级（小学四至六年级，初中、高中）至少抽取 240 名学生开展问卷调查，每个年级至少抽取 80 名学生，以整班为单位开展调查。问卷内容包括学生近视相关影响因素。

（四）质量控制

各监测点按照工作手册规范检测数据的采集、管理、应用，确保检测工作质量。对工作人员进行统一培训，加强检查、指导和现场质量控制。

（五）数据分析

采用 Epidata 3.1 软件建立数据库，采用 Excel 2016 软件进行数据整理和统计描述，采用 SPSS 22.0 和 R 4.3.0 软件进行统计分析。计数资料采用频数和构成比描述，组间比较采用卡方检验；计量资料采用均数和标准差描述，组间比较采用 t 检验或方差分析。以 $P < 0.05$ 为差异有统计学意义。近视按等效球镜度数分类，轻度近视为 < 300 度，中度近视为 300 度 ~ < 600 度，≥ 600 度为高度近视。

三、研究结果

（一）宁波市儿童青少年近视及睡眠情况

本研究共计纳入 9 327 名调查对象，平均年龄为（13.57 ± 2.61）岁，其中男性 4 765 人，女性 4 562 人，来自城区和郊区的分别为 5 258 人和 4 069 人。

关于每天运动问题的应答率为 95.89%（8 944/9 327），38.65% 的调查对象每天运动时间为 1 ~ 2h，23.04% 的调查对象每天运动时间 < 1h，15.28% 的调查对象每天运动时间为 2 ~ 3h，18.92% 的调查对象每天运动时间 > 3h。在不同的年龄组、性别组、地区组和运动锻炼组中，每天睡眠时长的差异均有统计学意义（$P < 0.001$）。见附表 6-1。

附表 6-1　调查对象基本情况

变量	总人数 ($N = 9\,327$)	不同睡眠时长分组人数 / 人（占比 /%）			
		< 8h/d	8 ~ 9h/d	9 ~ 10h/d	≥ 10h/d
年龄,n(%):					
< 14 岁	5 236(56.14)	707(13.50)	1 597(30.50)	2 002(38.24)	930(17.76)
≥ 14 岁	4 091(43.86)	2 685(65.63)	1 144(27.96)	215(5.26)	47(1.15)
性别,n(%):					
男性	4 765(51.09)	1 601(33.60)	1 459(30.62)	1 173(24.62)	532(11.17)
女性	4 562(48.91)	1 791(39.26)	1 282(28.10)	1 044(22.89)	445(9.75)
地区,n(%):					
城区	5 258(56.37)	2 292(43.59)	1 508(28.68)	1 092(20.77)	366(6.96)
郊区	4 069(43.63)	1 100(27.03)	1 233(30.30)	1 125(27.65)	611(15.02)
运动,n(%):*					
每天 < 1h	2 149(23.04)	1 003(46.67)	576(26.80)	391(18.20)	179(8.33)
每天 1 ~ < 2h	3 605(38.65)	1 244(34.51)	1 085(30.10)	914(25.35)	362(10.04)
每天 2 ~ < 3h	1 425(15.28)	496(34.81)	420(29.47)	381(26.74)	128(8.98)
每天 ≥ 3h	1 765(18.92)	508(28.78)	566(32.07)	437(24.76)	254(14.39)

*：该指标分析时存在缺失值。

本研究纳入调查对象的总近视率 2019 年、2020 年和 2021 年分别为 77.53%、74.54% 和 73.63%，呈现整体下降趋势。随着学段的增长，近视率呈现增长趋势，高中生近视率大于初中生近视率，初中生大于小学生；在小学生、初中生和高中生中，女性近视率普遍高于男性。详见附表 6-2。

附表 6-2　调查对象近视情况

分类	2019 年	2020 年	2021 年
总近视率	77.53%（2 515/3 244）	74.54%（2 298/3 083）	73.63%（2 351/3 193）
小学生：			
男性	58.66%（342/583）	53.35%（295/553）	50.70%（290/572）
女性	64.87%（325/501）	60.99%（319/523）	59.60%（270/453）
初中生：			
男性	78.21%（427/546）	73.80%（400/542）	71.98%（411/571）
女性	84.60%（456/539）	82.07%（380/463）	80.08%（402/502）
高中生：			
男性	87.37%（436/499）	88.51%（439/496）	87.91%（458/521）
女性	91.84%（529/576）	91.90%（465/506）	90.59%（520/574）

在睡眠时长与年龄的相关性分析中，研究发现两者存在负相关关系（$r = -0.628$，$P < 0.001$），随着儿童青少年的年龄增长，睡眠时长明显缩短（附图 6-1）。

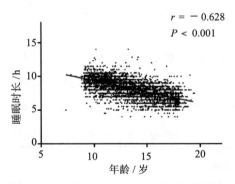

附图 6-1　儿童青少年睡眠时长与年龄的相关性

（二）睡眠时长对儿童青少年近视影响的回归分析

在 Logistic 回归分析中，女性的近视风险要高于男性（$OR = 1.468$，$95\%CI$：$1.306 \sim 1.650$）。以小学生为参照组，初中生和高中生的近视风险分别是他们的

2.672 倍（95%*CI*：2.331～3.064）和 6.166 倍（95%*CI*：5.217～7.286）。以每天运动 < 1h 的儿童青少年为参照组，每天运动 > 3h 的调查对象近视风险显著降低（*OR* = 0.803，95%*CI*：0.671～0.961）。以每天睡眠时长 < 8h 的学生为参照组，每天睡眠时长 8～9h 的学生近视风险下降 38.7%（*OR* = 0.613，95%*CI*：0.522～0.721），每天睡眠时长 9～10h 的儿童青少年近视风险下降 65.1%（*OR* = 0.348，95%*CI*：0.298～0.410），每天睡眠时长 > 10h 的受试者近视风险下降 71.2%（*OR* = 0.288，95%*CI*：0.237～0.351）。详见附表 6-3。

附表 6-3　睡眠时长等生活环境因素对儿童青少年近视影响的回归分析

变量	分类	近视人群	非近视人群	OR(95% CI)	P 值
地区	城区	2 701	891	1(参照)	
	郊区	2 112	623	1.118(0.995～1.257)	0.061
性别	男性	2 339	880	1(参照)	
	女性	2 474	634	1.468(1.306～1.650)	< 0.001
学校类型	小学	1 281	879	1(参照)	
	初中	1 663	427	2.672(2.331～3.064)	< 0.001
	高中	1 869	208	6.166(5.217～7.286)	< 0.001
运动	每天 < 1h	1 133	316	1(参照)	
	每天 1～< 2h	1 839	554	0.926(0.792～1.083)	0.335
	每天 2～< 3h	743	245	0.846(0.699～1.024)	0.085
	每天 ≥ 3h	890	309	0.803(0.671,0.961)	0.017
睡眠时长	每天 < 8h	1 964	297	1(参照)	
	每天 8～< 9h	1 322	448	0.613(0.522～0.721)	< 0.001
	每天 9～< 10h	960	512	0.349(0.298～0.410)	< 0.001
	每天 ≥ 10h	415	251	0.288(0.237～0.351)	< 0.001

（三）睡眠时长对儿童青少年近视影响的亚组分析

进一步做了关于睡眠时长与近视关联的亚组分析，结果显示：在不同的年龄、性别、地区亚组中，无论是在 < 14 岁的年龄组或 ≥ 14 岁的年龄组中，无

论是在男性或是女性中，无论是在城区或是郊区的学生中，随着每天睡眠时长的增长，近视风险均显著降低，且趋势检验均有统计学意义（$P < 0.05$）。

（四）睡眠时长对儿童青少年近视影响的多因素分析

在 Logistic 多因素分析中，女性的近视风险仍要高于男性（$OR = 1.454$，$95\%CI$：$1.284 \sim 1.647$）。以小学生为参照组，初中生和高中生的近视风险分别是他们的 2.793 倍（$95\%CI$：$2.376 \sim 3.282$）和 6.360 倍（$95\%CI$：$5.125 \sim 7.892$）。在校正性别、学校类型和睡眠时长后，运动与近视风险的关联无统计学意义。在校正性别、学校类型、运动后，睡眠时长与近视风险的关联也无统计学意义。详见附表 6-4。

附表 6-4 睡眠时长等生活环境因素对儿童青少年近视影响的多因素分析

变量	分类	$OR(95\%CI)$	P 值
性别	男性	1（参照）	
	女性	1.454（1.28 ~ 1.647）	< 0.001
学校类型	小学	1（参照）	
	初中	2.793（2.376 ~ 3.282）	< 0.001
	高中	6.360（5.125 ~ 7.892）	< 0.001
运动	每天 < 1h	1（参照）	
	每天 1 ~ < 2h	0.974（0.824 ~ 1.152）	0.761
	每天 2 ~ < 3h	0.977（0.797 ~ 1.199）	0.827
	每天 ≥ 3h	0.948（0.782 ~ 1.149）	0.583
睡眠时长	每天 < 8h	1（参照）	
	每天 8 ~ < 9h	1.040（0.868 ~ 1.245）	0.674
	每天 9 ~ < 10h	1.041（0.850 ~ 1.275）	0.699
	每天 ≥ 10h	1.046（0.821 ~ 1.332）	0.715

（五）睡眠时长与儿童青少年近视严重程度的关联分析

按照近视等效球镜度数，将近视受试者分为轻度近视组、中度近视组和重度近视组，分析睡眠时长等生活环境因素与近视严重程度的关联。结果显示，近视严重程度在不同性别、不同学校类型、不同运动时长分组和不同睡眠时长分组中的分布差异均有统计学意义（$P < 0.05$）。详见附表 6-5。

附表 6-5　睡眠时长等生活环境因素与儿童青少年近视严重程度的关联分析

变量	分类	轻度近视组人数／人	中度近视组人数／人	重度近视组人数／人	χ^2	P 值
地区	城区	1 094	921	238	4.575	0.102
	郊区	912	718	157		
性别	男性	963	748	161	7.511	0.023
	女性	1 043	891	234		
学校类型	小学	798	246	21	480.830	< 0.001
	初中	661	601	106		
	高中	547	792	268		
运动	每天 < 1h	455	373	123	17.873	0.007
	每天 1 ~ < 2h	748	655	145		
	每天 2 ~ < 3h	312	248	47		
	每天 ≥ 3h	397	294	67		
睡眠时长	每天 < 8h	642	764	237	214.373	< 0.001
	每天 8 ~ 9h	568	485	100		
	每天 9 ~ < 10h	500	272	45		
	每天 ≥ 10h	248	86	7		

四、分析与讨论

本研究结果显示，9 327 名儿童青少年的近视患病率为 76.81%，且存在性别、学段差异，随着学段的增长，近视程度越来越严重。调查对象的每天睡眠时长平均为（8.17±1.29）h，随着儿童青少年的年龄增长，睡眠时长显著减少。进一步的亚组分析结果显示，在不同的年龄、性别、地区亚组中，每天睡眠时长增加，近视风险均显著降低，且趋势检验均有统计学意义。本研究还发现，睡眠时长与儿童青少年近视严重程度显著相关。

睡眠时长不足和近视是当前儿童青少年，尤其是我国儿童青少年面临的重要健康问题。流行病学调查显示，遗传因素和环境因素都有可能引起儿童青少年近视发病。在环境因素中，户外活动和近距离工作对儿童青少年近视影响较大，多数研究认为户外活动是儿童青少年近视的抑制因素，而长时间近距离工作是儿童青少年近视的促进因素。当前关于睡眠与近视的流行病学研究还较少，且多数认为睡眠时长不足和睡眠障碍可能是引起儿童青少年近视的促进因素。虽然研究者对睡眠与近视背后的生物学机制提出多种假设，但明确的机制尚不清楚。

在近视和睡眠的关联研究中，目前睡眠时长不足会诱导近视发生发展已经得到许多研究的证实。Chakraborty 等从儿童昼夜活动的流行病学调查中发现，光线暴露和昼夜失调可能影响到该人群的屈光发育。但是对于近视影响睡眠质量的研究报道较少，大多只体现在病理因素方面。张娟娟等在中学生近视与睡眠障碍关系研究中认为，近视对睫状肌、晶状体、巩膜等的改变会影响动眼神经核对睡眠的调节，并进一步进行了验证。而 Ayaki 等则认为近视可通过改变视网膜神经节的感光受体来影响睡眠质量，而儿童比成人具有更清晰的视介质和活跃的感光能力，从而随着近视程度的加深，睡眠质量越差。本研究通过对不同近视程度的组间比较，青少年睡眠时长差异具有统计学意义，且重度近视者的睡眠时长最少，其他依次为中度近视和轻度近视，与 Ayaki 等的研究结果基本一致。一项上海市宝山区的研究纳入了 777 名 9～16 岁儿童青少年，其研究结果显示，在不同近视程度的青少年睡眠质量各维度及总分的方差分析中，除睡眠时长、日间功能障碍及 PSQI 总分外，其他维度均无统计学意义。

睡眠时长不足与近视关联的可能机制也在实验研究中得到部分解释。有研究发现，昼夜节律可能在调节眼睛生长和屈光不正的发展中发挥作用，人体的生理时钟帮助调节睡眠、警觉性、心率、体温、新陈代谢、荷尔蒙分泌和其他生理过程的日常节律。同样，在一些眼部结构中也存在昼夜节律，如眼轴长度（axis of eyeball length，AL）、脉络膜厚度（choroid thickness，CT）、眼压

（intra-ocular pressure，IOP）等，这些节律都可能与人眼屈光不正的发生与发展有关。动物实验研究结果表明，当生物体正常的光/暗周期被中断导致昼夜节律被打乱时，会产生屈光不正。在人类和动物中，眼睛的长度和其他解剖和生理特征都经历着日变化，与人眼屈光不正有关联的还有眼轴长度和脉络膜厚度。回顾眼节律与眼睛生长和屈光发育的关系，发现近视的发生是由于儿童时期眼轴过度生长造成的。正常眼节律下，眼轴长度白天最长，晚上最短，而晚上脉络膜厚度最厚，白天最薄。当睡眠不足引起昼夜节律紊乱时，眼轴日节律和脉络膜日节律相位发生位移，将导致近视的发生。

本研究尚存在不足之处：本研究与以往有关儿童青少年睡眠与近视关系的许多研究类似，均为人群横断面流行病学调查研究，不能很好地揭示睡眠与近视严重程度之间的因果关系以及潜在关联机制。同时，本研究受到筛查方法、样本量、人群结构、地域限制等相关偏倚的影响，相关结论还有待进一步验证。

近视与睡眠行为之间有着潜在的联系，睡眠时长不足可能是近视发生的危险因素之一，近视不断发展又可能会影响睡眠质量。目前国内外关于儿童青少年的睡眠和近视关系研究大多为横断面，研究结果并不一致。因此，应该设计严谨的大样本前瞻性队列研究和实验室基础研究来揭示儿童青少年睡眠不足与近视发生发展之间的内在关系。

（蒋丹捷　张　琰　陈　奕）

参考文献

[1] 刘佳，陶芳标.睡眠不足与儿童青少年近视关联性研究进展.中国学校卫生，2022，43（3）：463-466.

[2] 闻星.学龄前期睡眠时间、社会时差与6岁儿童屈光不正关联的前瞻性队列研究.合肥：安徽医科大学，2022.

[3] 段小磊，张一，王仁杰，等.深圳市宝安区小学生睡眠状况与筛查性近视关联调查.健康教育与健康促进，2021，16（6）：602-606.

[4] 骆冬亚.户外活动、视近行为、睡眠对宿迁市7－15岁学生视力的影响研究.上海：华东师范大学，2021.

[5] 王悦，郑康杰，谢辉，等.宝山区青少年不同近视程度对睡眠质量的影响.中国学校卫生，2021，42（2）：190-194.

[6] 刘艺，吴慧，李忠恩，等.睡眠行为与近视发生发展关系研究进展.眼科新进展，2021，41（2）：189-193.

[7] 王炳南，王丽娟，陈如专，等.儿童青少年睡眠与近视关系的研究进展.中国学校卫生，2020，41（2）：313-316.

[8] 许韶君，万宇辉，徐增辉，等.体育锻炼、睡眠和家庭作业时间与中小学生疑似近视的关系.中华流行病学杂志，2016，37（2）：183-186.

[9] 张娟娟，陆召军，桂迩，等.中学生近视患病率调查及其与睡眠障碍的关系研究.中国全科医学，2013，16（7）：665-667.

[10] GRZYBOWSKI A,KANCLERZ P,TSUBOTA K,et al. A review on the epidemiology of myopia in school children worldwide. BMC Ophthalmol,2020,20(1):27.

[11] PAN CW,LIU JH,WU RK,et al. Disordered sleep and myopia among adolescents:a propensity score matching analysis. Ophthalmic Epidemiol,2019,26(3):155-160.

[12] QU Y,YU J,XIA W,et al. Correlation of myopia with physical exercise and sleep habits among suburban adolescents. J Ophthalmol,2020,2020:2670153.

[13] LIU XN,NADUVILATH TJ,WANG J,et al. Sleeping late is a risk factor for myopia development amongst school-aged children in China. Sci Rep,2020,10(1):17194.

[14] WEI SF,LI SM,LIU L,et al. Sleep duration,bedtime,and myopia progression in a 4-year follow-up of chinese children:the anyang childhood eye study. Invest Ophthalmol Vis Sci,2020,61(3):37.

[15] LI M,TAN CS,XU L,et al. Sleep patterns and myopia among school-aged children in singapore. Front Public Health,2022,10:828298.

附录 7　睡眠时型与儿童饮食行为、
体力活动和超重关系研究

一、研究背景与目的

　　睡眠时型是个体昼夜节律偏好的衡量标准，反映了人体昼夜节律。睡眠时型可以分为 3 类：清晨型（M 型）、晚间型（E 型）和中间型（N 型）。通常，睡眠时型可通过自评问卷来评价。由 Horne 和 Ostberg 于 1976 年开发的清晨型 -

晚间型自评量表（moningness-eveningness questionaire，MEQ）为目前被使用和引用最广泛的问卷。晚间型或夜晚型，往往与昼夜节律相位延迟有关，其也被认为是代表昼夜节律系统功能障碍的一个标志。近期的研究发现睡眠时型与健康危害行为之间存在关联，其中晚间型与不健康的饮食习惯有关，例如夜间饮食，暴饮暴食，较少食用鱼类和水果，以及更多地饮用碳酸饮料。同样，多项研究表明，与清晨型相比，晚间型与明显更少的身体活动和更长时间的久坐相关。有证据表明，自我报告延后的睡眠时型与超重相关。目前，探讨儿童睡眠时型与超重（或体重指数）之间的关系研究较少。关于睡眠时型与儿童饮食习惯，身体活动的关系研究更为少见。

本研究旨在分析儿童的睡眠时型与就餐时间、饮食行为、身体活动和超重的关系。

二、研究方法

（一）调查对象

本次横断面研究采用问卷调查和体格检查相结合的方法，2021 年 4—6 月，应用非随机、方便抽样的方法，在宁波 6 所小学招募了 1 430 名 10 ~ 12 岁的小学生。本研究的排除标准是儿童拒绝参与调查或不能提供完整的必要信息。最后，共有 952 名小学生提供了完整的调查信息。调查前，所有调查对象以及他们的家长或法定监护人均提供了书面知情同意。

（二）测量

1. **睡眠时型** 研究采用清晨型 - 晚间型自评量表（MEQ）评估学生的睡眠时型。MEQ 是用于识别昼夜节律偏好最为广泛使用的测评工具。问卷共有 19 个问题，总分从 16 分到 86 分。根据得分，睡眠时型可分为 3 种类型：晚间型（16 ~ 41 分）、中间型（42 ~ 58 分）和清晨型（59 ~ 86 分）。得分高的人更倾向于早上活动。MEQ 中文版量表已被认证为可靠、有效。由于晚间型的调查对象人数较少（$N = 8$），本研究将晚间型和中间型两个类别合并为非清晨型。

2. **睡眠变量** 睡眠时长通过自填式问卷的相关问题获取，分别为"在上学日 / 周末，你通常什么时间起床？""在上学日 / 周末，你通常什么时间上床睡觉？"平均睡眠时长根据以下公式计算：（5× 上学日睡眠时长 + 2× 周末睡眠时长）/7。上学日或周末的睡眠时长通过学生报告的就寝时间和起床时间差的绝对计算得到。社交时差根据上学日和周末睡眠中点时间（mid-sleep time）差的绝对值计算得到。

3. 饮食行为 上学日和周末的早餐、午餐和晚餐就餐时间由自填式问卷中的以下问题获得，即"在上学日/周末：你通常在什么时间吃早餐/午餐/晚餐？"就餐中点时间被定义为一日第一餐和最晚一餐之间的中间时间点。通过以下公式计算上学日和周末的就餐中点：就餐中点（当地时间）=（最晚一餐时间 - 第一餐时间）/2 + 第一餐时间。饮食时差是根据周末和上学日就餐中点的绝对差计算得到。食物摄入频次调查通过以下问卷问题：①在过去 7d 里，你每天都吃早餐/喝含糖饮料超过 1d/吃快餐超过 1d 吗？（是/否）；②在过去 7d 里，你每天吃绿色蔬菜/吃水果/饮用牛奶超过 1 次吗？（是/否）。

4. 身体活动 身体活动由以下问题评估："在过去 7d 里，你有多少天进行至少 60min 的轻度/中度/剧烈身体活动？"（1 ~ 7d）。轻度身体活动指的是轻度体力身体活动，比如轻松行走，散步或爬楼梯，做一些清洁工作等。中度体力活动是指稍微增加你的心跳和呼吸的中等强度体力活动，如快走、骑自行车、游泳、太极拳等。增强肌肉体力活动是指有助于强健肌肉或骨骼的较高强度体力活动，如引体向上、仰卧起坐、足球、篮球运动等。

5. 人体测量 所有调查对象的身高和体重都由接受过训练的工作人员测量。体重指数（BMI）通过体重/身高的平方（kg/m^2）计算。超重（包括肥胖）根据国际肥胖工作组（International Obesity Task Force，IOTF）规定的分年龄、性别诊断切点来定义。

（三）统计分析

基于本研究的研究目标，调查对象根据 MEQ 得分被分为两组（清晨型或非清晨型）。连续型变量采用均数和标准差来描述，分类变量采用频数和百分比来描述。采用 t 检验来比较连续型变量的差异，采用卡方检验来比较分类变量的差异。采用多元线性回归分析评估睡眠时型评分与社交时差、就餐时间、身体活动和体重指数之间的关系。采用多因素 logistic 回归模型校正潜在混杂因素后评估不同睡眠时型的学生超重和不健康饮食习惯的风险，计算比值比（OR）和 95% 置信区间（CI）。分析使用 PASW STATISTICS18.0 版本，双侧

$P < 0.05$ 认为具有统计学意义。

三、研究结果

不同睡眠时型的调查对象基本特征如附表 7-1 所示。调查样本平均年龄为（10.20 ± 0.40）岁，48.4% 为女性。约 70% 的调查对象自报为清晨型。与非清晨型相比，清晨型儿童的年龄更大、BMI 指数更低、用餐更早、饮食时差更短、喝牛奶频率更高、含糖饮料和快餐摄入量更少、身体活动更多、睡眠时长更长、社交时差更短，差异具有统计学意义（附图 7-1 ~ 附图 7-4）。结果提示：清晨型儿童的饮食、运动和睡眠相对于非清晨型儿童更加健康。

附表 7-1 不同睡眠时型儿童的基本特征（MEQ）

特征	总样本（n=952）	清晨型（n=666）	非清晨型（n=286）	P 值
年龄 / 岁	10.20 ± 0.40	10.21 ± 0.41	10.18 ± 0.38	0.034
性别（女性）/%	48.42	50.30	44.06	0.077
身体测量：				
体重指数（均数 ± 标准差）/(kg·m^{-2})	17.43 ± 3.31	17.21 ± 3.22	17.94 ± 3.46	0.002
父母婚姻状况（已婚）/%	90.23	90.54	89.51	0.624
父母具有大学教育水平 /%				0.678
全部 /%	39.39	43.84	45.10	
其中一个 /%	16.39	15.92	17.48	
没有 /%	44.22	40.24	37.41	

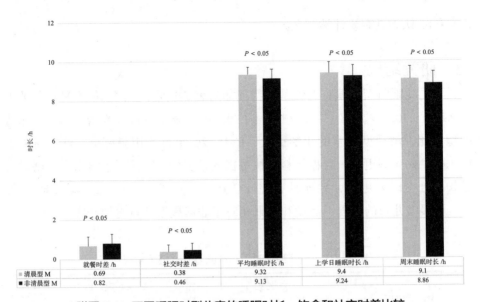

附图 7-1　不同睡眠时型儿童的睡眠时长、饮食和社交时差比较

注：上图为清晨型组和非清晨型组就餐时差、社交时差和睡眠时长的均值。

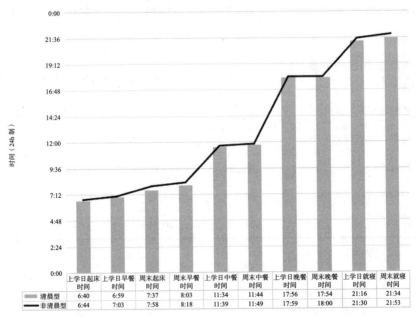

附图 7-2　不同睡眠时型儿童的饮食时间和昼夜节律比较

注：上图为清晨型和非清晨型组的就餐、睡眠节律平均时间，经统计学检验，除上学日晚餐时间外，其余各时间点两组时间的均值差异均存在统计学意义（$P < 0.05$）。

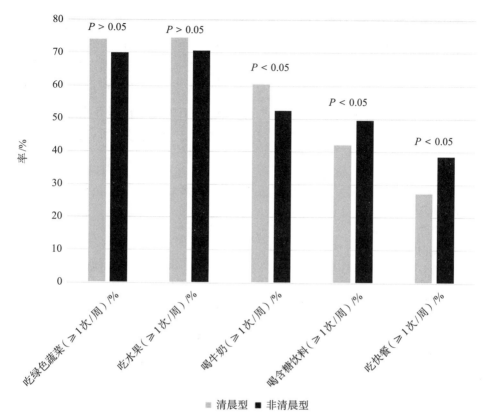

附图 7-3　不同睡眠时型儿童的饮食行为差异比较

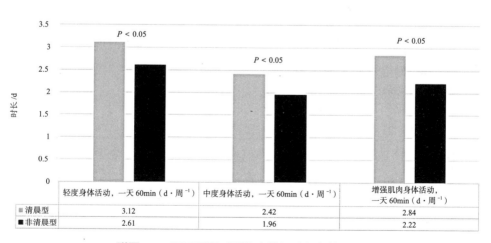

附图 7-4　不同睡眠时型儿童的运动行为差异比较

注：上图为清晨型和非清晨型组一周内一天运动至少 60min 的天数均值。

本研究利用多元线性回归分析方法探讨睡眠时型评分分值与社交时差、睡眠时长、用餐时间、身体活动和 BMI 等变量的关系。如附图 7-5 所示，睡眠时型评分与社交时差、用餐时间、身体活动和 BMI 之间关系的多因素线性回归分析的结果。在校正了年龄、性别、父母的婚姻状况和父母的教育水平后，睡眠时型评分与身体活动频率（所有 $P < 0.001$）和睡眠时长呈正相关（所有 $P < 0.001$），与 BMI、用餐时间、饮食时差和社交时差呈负相关（所有 $P < 0.001$）。

因变量	回归系数（β）	95%CI
体格检查变量：		
体重指数 /（kg·m^{-2}）	−0.056	−0.085 ~ −0.028
就餐时间与时差：		
上学日早餐时间（时:分）	−0.004	−0.007 ~ −0.002
周末早餐时间（时:分）	−0.026	−0.032 ~ −0.021
上学日中餐时间（时:分）	−0.007	−0.010 ~ −0.004
周末中餐时间（时:分）	−0.013	−0.017 ~ −0.009
上学日晚餐时间（时:分）	−0.009	−0.013 ~ −0.004
周末晚餐时间（时:分）	−0.009	−0.014 ~ −0.004
上学日就餐中点（时:分）	−0.016	−0.021 ~ −0.011
周末就餐中点（时:分）	−0.027	−0.033 ~ −0.021
饮食时差（时:分）	−0.012	−0.016 ~ −0.008
身体活动：		
轻度身体活动，一天 60min/（d·周$^{-1}$）	0.041	0.022 ~ 0.060
中度身体活动，一天 60min/（d·周$^{-1}$）	0.040	0.023 ~ 0.057
增强肌肉身体活动，一天 60min/（d·周$^{-1}$）	0.049	0.029 ~ 0.068
睡眠时长与时差：		
平均睡眠时长 /（h·晚$^{-1}$）	0.014	0.009 ~ 0.018
上学日睡眠时长 /（h·晚$^{-1}$）	0.013	0.008 ~ 0.017
周末睡眠时长 /（h·晚$^{-1}$）	0.017	0.012 ~ 0.023
社交时差 /h	−0.007	−0.010 ~ −0.004

−0.075 −0.025 0 0.025 0.05 0.075

估计值

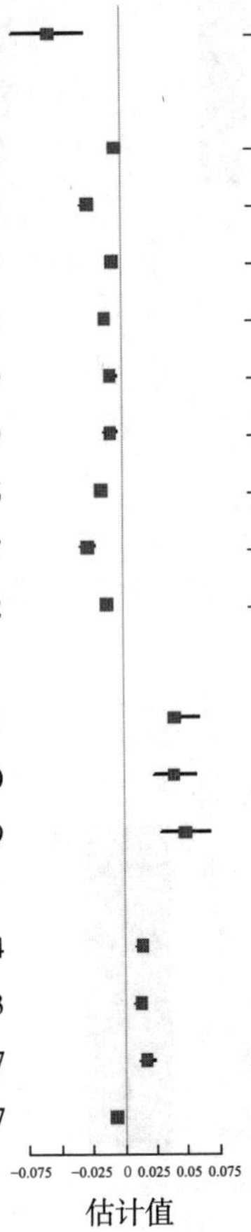

附图 7-5　睡眠时型评分（MEQ）与社交时差，睡眠时长，用餐时间，身体活动和 BMI 的关系

注：模型校正了学生的年龄、性别、父母婚姻状况和父母的教育水平。

在调整了年龄、性别、父母的婚姻状况、父母的教育水平、身体活动、平均睡眠时长和社交时差后，logistic 回归模型估计不同睡眠时型与超重、饮食行为的关系。与清晨型相比，非清晨型的学生超重风险更高（$OR = 1.65$，$P < 0.05$），吃快餐更频繁（$OR = 1.63$，$P < 0.05$），喝含糖饮料更频繁（$OR = 1.32$，$P = 0.057$，边际显著性），更少喝牛奶（$OR = 0.73$，$P < 0.05$）。详见附图 7-6。

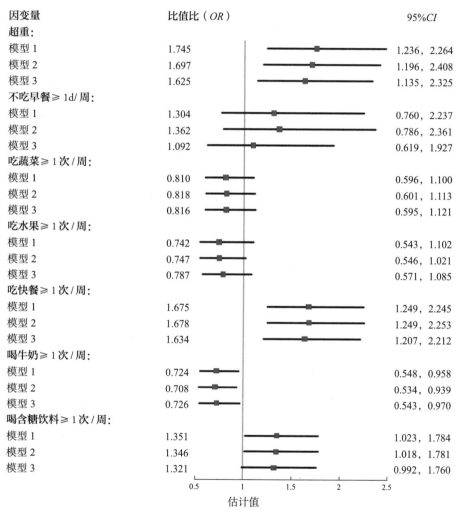

附图 7-6　不同睡眠时型与超重、饮食行为的关系的 logistic 回归模型结果

注：模型 1：未调整；模型 2：校正年龄、性别、父母的婚姻状况和父母的大学教育水平；
　　模型 3：校正模型 2 的变量以及身体活动、平均睡眠时长和社交时差。

四、分析与讨论

本研究是利用相对较大样本的中国学龄儿童，探讨睡眠时型与儿童BMI、就餐时间、身体活动、睡眠时长、社交时差和饮食行为之间潜在关系的相关性研究。本横断面研究的结果表明，与非清晨型相比，清晨型的学生超重风险更低，睡眠和饮食行为更为健康。

睡眠时型指个体对自身睡眠 - 觉醒时间的主观偏好，具有明显的个体差异性，是评估个体昼夜节律变化的重要指标。已有研究发现，青少年或成人睡觉过晚或睡眠不足与较高的 BMI、超重肥胖风险相关，但关于儿童睡眠时型与BMI 或超重之间关系的研究仍然有限。本研究与以往有关青少年和成人的研究结果一致。与其他研究类似，本研究未测量儿童的能量消耗或摄入水平，因此不能排除睡眠时型和超重关系之间的一些潜在混杂因素。

已有证据表明，倾向于早起的人具有更健康的饮食习惯，如每天吃早餐，更少摄入高热量的零食或汽水饮料，饮食质量更高，饮食时差更小。本研究结果与这些研究结果一致。另外，本研究还发现，与非清晨型相比，清晨型的学生往往在一天中就餐时间更早，且在上学日和周末之间的就餐时间更为固定。然而，本研究并未发现睡眠时型与蔬菜水果摄入水平之间的关系，可能与样本量的检验效力不足有关。未来需要进一步进行更大样本量的研究。

有研究表明，晚间型的人更倾向于不吃早餐，总能量摄入更高，这可能是睡眠时型评分与 BMI 呈负相关的原因之一。也有研究发现，睡眠时型或睡眠时间与身体活动之间存在关联，如在儿童和青少年中，较晚的睡眠时型与较低的身体活动水平相关。本研究也有类似发现，即清晨型的学生倾向于更高频次的身体活动。

本研究具有几项优势。首先，本研究对于睡眠时型的评估采用了已被验证有较好信度和效度的评价量表，并在分析中对几项潜在的混杂因素进行了校正。其次，本研究具有相对较大的样本量，并较为客观地测量了身高和体重。然而，本研究也有一定的局限性。首先，由于本研究为横断面调查，不能确定因果时序关系。其次，睡眠时型、就餐时间、饮食行为、身体活动和睡眠时长的评估均来自调查对象的自填问卷，可能会存在信息偏倚。最后，本研究并未测量每天的总能量摄入，而能量摄入与较高的 BMI 或超重风险相关。因此，未来需要进一步开展更客观地测量睡眠时长、身体活动和饮食摄入的前瞻性研究。

综上所述，本研究为学龄儿童的睡眠时型与身体活动、饮食行为、超重之间的关联提供了新的见解，表明清晨型儿童比非清晨型儿童更活跃，具有更健康的饮食行为（如每天吃早餐、少喝含糖饮料、喝牛奶频率更高，饮食时差更小），更长的睡眠时长，更稳定的作息时间和更低的超重风险。因此，本研究可能为儿童肥胖防控与健康生活方式行为干预提供新的思路。

（李思萱　龚清海　董彦会）

参考文献

[1] VITALE JA,ROVEDA E,MONTARULI A,et al. Chronotype influences activity circadian rhythm and sleep:differences in sleep quality between weekdays and weekend. Chronobiol Int,2015,32(3):405-415.

[2] HORNE JA,OSTBERG O. A self-assessment questionnaire to determine morningness-eveningness in human circadian rhythms. Int J Chronobiol,1976,4(2):97-110.

[3] PAINE SJ,GANDER PH. Differences in circadian phase and weekday/weekend sleep patterns in a sample of middle-aged morning types and evening types. Chronobiol Int,2016, 33(8):1009-1017.

[4] KANDEGER A,EGILMEZ U,SAYIN AA,et al. The relationship between night eating symptoms and disordered eating attitudes via insomnia and chronotype differences. Psychiatry Res,2018,268:354-357.

[5] SHECHTER A,ST-ONGE MP. Delayed sleep timing is associated with low levels of free-living physical activity in normal sleeping adults. Sleep Med,2014,15(12):1586-1589.

[6] MUÑOZ JSG,CAÑAVATE R,HERNÁNDEZ CM,et al. The association among chronotype, timing of food intake and food preferences depends on body mass status. Eur J Clin Nutr. 2017, 71(6):736-742.

[7] SUN X,GUSTAT J,BERTISCH SM,REDLINE S,et al. The association between sleep chronotype and obesity among black and white participants of the Bogalusa Heart Study. Chronobiol Int. 2020, 37(1):123-134.

[8] KARADAG M,YILMAZ GC. What is the relationship between obesity and new circadian rhythm parameters in Turkish children and adolescents? a case-control study. J Pediatr Endocrinol Metab, 2021, 34(6):713-720.

[9] TÜRKOĞLU S,ÇETIN FH. The relationship between chronotype and obesity in children and

adolescent with attention deficit hyperactivity disorder. Chronobiol Int, 2019, 36(8):1138-1147.

[10] SUN J,CHEN M,CAI W,et al. Chronotype:implications for sleep quality in medical students. Chronobiol Int, 2019, 36(8):1115-1123.

[11] ROMO-NAVA F,BLOM TJ,GUERDJIKOVA A,et al. Evening chronotype,disordered eating behavior,and poor dietary habits in bipolar disorder. Acta Psychiatr Scand,2020,142(1):58-65.

[12] MAUKONEN M,KANERVA N,PARTONEN T,et al. Chronotype differences in timing of energy and macronutrient intakes:a population-based study in adults. Obesity (Silver Spring),2017,25(3):608-615.

[13] HARREX HAL,SKEAFF SA,BLACK KE,et al. Sleep timing is associated with diet and physical activity levels in 9-11-year-old children from Dunedin,New Zealand:the PEDALS study. J Sleep Res,2018,27(4):e12634.

[14] MERIKANTO I,KUULA L,LAHTI J,et al. Eveningness associates with lower physical activity from pre- to late adolescence. Sleep Med,2020,74:189-198.

附录 8　睡眠与儿童维生素 D 水平相关性研究

一、研究背景与目的

睡眠与饮食和身体活动一样，是儿童青少年健康和幸福的关键指标。研究表明，睡眠不足或睡眠时长过短可能会增加成人肥胖、心血管疾病和糖尿病等疾病的风险。在全球范围内，睡眠不足已成为儿童和青少年中的一个重要的公共健康问题。最近瑞典的一项流行病学研究发现，约 40% 的 10 岁儿童睡眠时长少于每天 9h。编著者之前关于宁波市儿童青少年睡眠时长的横断面研究也有类似的发现。

维生素 D 是一组具有生物活性的脂溶性类固醇衍生物，是人体生长和发育过程中必需的营养素，具有广泛的生理作用。25- 羟维生素 D[25（OH）D] 是临床上常用的维生素 D 水平标志物。维生素 D 缺乏症作为一个潜在公共卫生问题，也越来越受到人们的关注。英国的一项研究发现 70% 的 14.7 ～ 16.6 岁青少年维生素 D 缺乏。浙江省温州市的一项横断面研究报告近 40% 的学龄儿童 25（OH）D 水平 < 20ng/mL。最近有证据表明，维生素 D 缺乏可增加代谢综合征、肥胖、糖尿病、抑郁和其他健康问题的风险。一些研究报告了成人和青少年中低维生素 D 水平和睡眠时长过短之间的关联。然而，也有研究发现维生素 D 水平与睡眠并不相关。为此，本研究利用流行病学横断面研究探讨宁波市儿童青少年睡眠时长与维生素 D 水平之间的相关性。

二、研究方法

（一）研究对象

本研究内容包括问卷调查、体格检查和实验室检测。该研究于 2017 年在浙江省宁波市 3 所中小学中开展。调查选取年龄为 8～14 岁在校学生方便样本，所有调查对象均为身体健康的学生。排除标准包括：肝肾疾病；佝偻病；持续使用降脂类药物或生长激素；以及使用其他可能影响维生素 D 水平的药物。调查对象均有父母或法定监护人的知情同意，共有来自 17 个班级的 818 名学生参与了本次研究，排除不符合纳入标准样本，最终纳入 800 名学生。

（二）指标测量

调查对象清晨空腹，由经过培训的专业人员（护士）于早上 7:30—8:50 对其进行静脉血液样本采集（5mL），血液样本离心后提取血清，分装并储存在 -70℃冰箱中保存。由经过训练的专业人员对其进行各项人体测量指标的测量，包括身高、体重、腰围及臀围。所有测量均使用相同型号的设备，并在测量前进行校准。测量身高和体重时，学生需穿着薄衣服，并脱掉鞋子。身高由自立式测量仪测量精确到 0.1cm，体重以数字秤称量，精确到 0.1kg。体重指数（BMI）的计算方法是用体重除以身高的平方（kg/m^2）。腰围（waist circumference，WC）和臀围用皮尺测量。腰高比（waist-to-height ratio，WHtR）计算为腰围和身高之间的比值。腰臀比（waist-to-hip ratio，WHR）为腰围与臀围之间的比值。体重、身高、腰围和臀围均测量 3 次，取其均数进行分析。

（三）检测分析

血清 25（OH）D 水平采用电化学发光免疫分析法测定，参考美国国家医学研究院标准（Institute of Medicine，IOM）。血清 25（OH）D 水平的诊断切点如下： > 20ng/mL 为维生素 D 充足，≤ 20ng/mL 为维生素 D 不足和缺乏。

（四）睡眠时长与健康相关行为因素

在本研究中，所有调查对象均被要求在 45min 的课堂时间内在教室完成一份调查问卷。睡眠时长通过以下两个问题来评估："每天早上，你什么时间起床？""每天晚上，你什么时间上床睡觉？"。所有调查对象都报告了他们的就寝时间和起床的时间。睡眠时长根据以下公式计算：睡眠时长 =（起床时间 + 24）- 就寝时间。根据以往的流行病学研究，8 ~ 14 岁儿童睡眠时长被分为两类：睡眠不足（< 9h/d）和睡眠充足（≥ 9h/d）。健康相关行为的问卷内容还包括饮食、身体活动、不吃早餐、吸烟和饮酒等。

（五）统计分析

连续型变量采用均值（标准差）描述，分类变量采用率或百分比描述。对连续型变量进行方差分析，分类变量用卡方检验进行分析。25（OH）D 水平和睡眠不足（应变量）之间关系采用多因素 logistic 回归进行分析，设定 $P < 0.05$（双侧）为差异有统计学意义，统计分析采用 SPSS17.0 和 R 4.3.0 软件。

三、研究结果

研究对象的一般特征如附表 8-1 所示。本研究的 800 名儿童的平均年龄是（11.15 ± 1.91）岁，其中 54.50% 为男生，儿童平均睡眠时长为（9.17 ± 0.97）h，血清 25（OH）D 平均浓度为（22.38 ± 6.03）ng/mL。就寝时间为 21:12 ± 0:41，起床时间为 6:23 ± 0:36。BMI 为（17.61 ± 3.19）kg/m^2，臀围为（74.19 ± 14.28）cm，腰围为（65.67 ± 33.03）cm。腰围臀围比（WHR）为 0.90 ± 0.30，腰围身高比（WHtR）为 0.46 ± 0.26。近 1/3（262/800）的调查对象睡眠不足（每天睡眠时长 < 9h），30.25%（242/800）的调查对象维生素 D 不足和缺乏 [25（OH）D ≤ 20ng/mL]。

根据睡眠时长分类（< 9.0h/d，9.0 ~ 9.9h/d，≥ 10.0h/d）将调查对象分为 3 组进行描述分析，3 组学生年龄分别为（12.22 ± 1.75）岁，（10.24 ± 1.73）岁，（9.41 ± 0.90）岁，年龄差异具有统计学意义（$P < 0.001$）。3 组学生性别差异无统计学意义。3 组 BMI 分别为（18.93 ± 3.58）kg/m^2，（17.18 ± 2.58）kg/m^2，（16.58 ± 2.57）kg/m^2，差异具有统计学意义（$P < 0.001$），其中 < 9.0h/

d组的 BMI 值最高。父母教育经历（$P < 0.001$）、饮酒（$P < 0.001$）、不吃早餐（$P < 0.001$）和 25（OH）D 水平（$P < 0.001$）在 3 组人群中差异均具有统计学意义。睡眠时长和 25（OH）D 浓度之间呈正相关关系（$r = 0.11$，$P < 0.05$）。3 组学生 25（OH）D 水平、饮酒情况、不吃早餐频率、父母受教育程度分布见附图 8-1～附图 8-4。

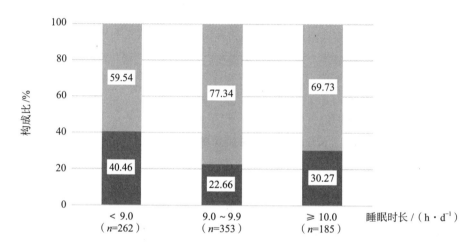

附图 8-1　按睡眠时长分类的 25（OH）D 水平分布（N=800）

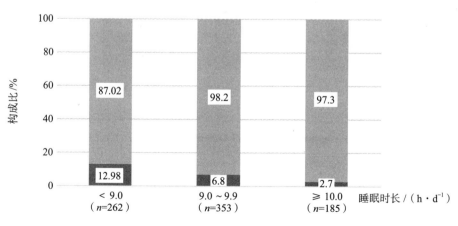

附图 8-2　按睡眠时长分类的饮酒情况分布（N=800）

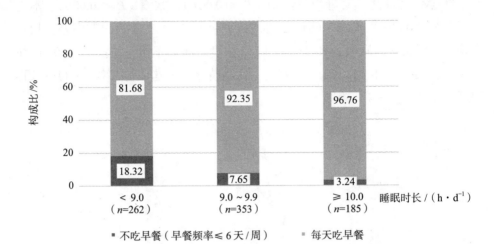

附图 8-3　按睡眠时长分类的吃早餐频率分布（N=800）

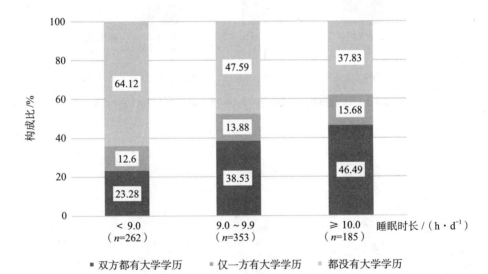

附图 8-4　按睡眠时长分类的父母受教育程度分布（N=800）

　　多因素 logistic 回归分析了 25（OH）D 水平与睡眠时长的关系（附图 8-5）。在调整年龄组、性别、父母大学教育经历、不吃早餐、喝酒和 BMI 后，维生素 D 不足和缺乏 [25（OH）≤ 20ng/mL] 与睡眠不足的风险性增加相关，且关联具有统计学意义（AOR=1.67，95%CI：1.14，2.43）。

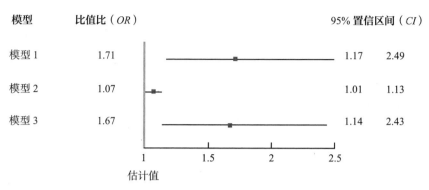

附图 8-5　25（OH）D 不足（≤ 20ng/mL）对睡眠不足（< 9h/d）的影响（N = 800）
模型 1：校正性别、年龄；模型 2：校正性别、年龄和 BMI；

模型 3：校正年龄、性别、父母大学学历、不吃早餐、饮酒和 BMI。

四、分析与讨论

　　众所周知，睡眠不足已经成为现代社会的一个普遍问题。研究发现，在过去的 1 个世纪，儿童青少年每晚的睡眠时长平均每年减少 0.75min。本研究发现，32.8% 的儿童存在睡眠不足（睡眠时长 < 9h/d），与先前几项研究结果一致。本研究中维生素 D 不足（或缺乏）水平与以往类似研究近似，但存在季节、纬度差异。在中国西部进行的一项小样本研究中发现，49% 的儿童和青少年维生素 D 缺乏 [25（OH）D ≤ 20ng/mL] 可归因于阳光照射不足或膳食维生素 D 摄入不足，在埃塞俄比亚进行的另一项小样本研究发现 42% 的研究对象存在维生素 D 缺乏 [25（OH）D 水平 20 ≤ ng/mL]。然而，上述都是非随机、小样本研究，缺乏足够的人群代表性。因此，维生素 D 水平流行现况还需要更多设计严谨、更具人群代表性研究来进一步探讨。

　　目前关于儿童和青少年维生素 D 水平与睡眠时长之间的关系研究较少。本研究发现，在校正混杂因素后，与睡眠充足者相比，青少年 25（OH）D 不足和缺乏可能增加其睡眠不足的风险，该结果与近期几项成人横断面研究结果相似。到目前为止，睡眠时长和维生素 D 之间关系的机制尚不清楚。一些可能的原因有：低 25（OH）D 水平可能通过影响睡眠调节物质导致睡眠障碍，如褪黑素，肿瘤坏死因子 α（tumor necrosis factor，TNF-α），白细胞介素 -1（IL-1）和前列腺素 D_2（PD_2）。另一种可能的解释是在参与睡眠调节的中枢神经系统特定区域存在维生素 D 受体，这些区域包括丘脑前部和后部、中缝核、中脑中央灰质、尾状核和梨状核。这一解释得到一些人群干预研究的支持，提高维生素 D 的水平可以增加睡眠时长和改善入睡时间。然而，睡眠障碍可能与影响 25（OH）D 水平的饮食和户外活动模式有关。因此，睡眠时长和 25（OH）D 水平之间的关系可能是双向的。

本研究表明儿童 25（OH）D 水平与睡眠时长相关，提示 25（OH）D 水平可能是儿童失眠症或睡眠不足的潜在生物标志物。本研究结果可能为今后开展儿童睡眠问题的预防、干预工作提供科学研究证据。当然，本研究也存在一些局限性：首先，由于横截面研究设计的性质，无法确定睡眠时长与维生素 D 水平之间的因果关系；其次，本研究样本量不是很大，人群年龄范围比较狭窄；第三，本研究为自填问卷，可能存在信息偏倚。例如，睡眠时长是根据调查对象自我报告的起床时间和上床时间计算，可能不够精确；最后，本研究也未测量与睡眠相关的其他变量，比如关于参与者的膳食摄入、户外活动时间、心理状态和睡眠质量。

综上所述，本研究发现维生素 D 水平缺乏与儿童青少年睡眠不足（或缺乏）存在关联。但本研究仅探讨了维生素 D 缺乏和睡眠不足（或缺乏）之间的相关性，两者之间真实关系还需要大样本前瞻性研究和随机对照试验加以验证。

（李思萱　龚清海）

参考文献

[1] GONG QH,LI SX,LI H,et al. 25-Hydroxyvitamin D status and its association with sleep duration in chinese schoolchildren. Nutrients,2018:10(8):1013.

[2] GONG QH,LI H,ZHANG XH,et al. Associations between sleep duration and physical activity and dietary behaviors in Chinese adolescents:results from the youth behavioral risk factor surveys of 2015. Sleep Med,2017,37:168-173.

[3] CASHMAN KD,SHEEHY T,O NEILL CM. Is vitamin D deficiency a public health concern for low middle income countries? a systematic literature review. Eur J Nutr,2019,58(1):433-453.

[4] WANG LL,WANG HY,WEN HK,et al. Vitamin D status among infants,children,and adolescents in southeastern China. J Zhejiang Univ Sci B, 2016,17(7):545-552.

[5] LU Y,LIU M,PEI Y,et al. Low levels of serum 25-hydroxyvitamin D and risk of metabolic

syndrome in China. Int J Clin Exp Med, 2015,8(8):13790-13796.

[6] PEREIRA-SANTOS M,COSTA PR,ASSIS AM,et al. Obesity and vitamin D deficiency:a systematic review and meta-analysis. Obes Rev,2015,16(4):341-349.

[7] PIOVEZAN RD,HIROTSU C,FERES MC,et al. Obstructive sleep apnea and objective short sleep duration are independently associated with the risk of serum vitamin D deficiency. PLoS One, 2017,12(7):e0180901.

[8] BERTISCH SM,SILLAU S,DE BOER IH,et al. 25-Hydroxyvitamin D concentration and sleep duration and continuity:multi-ethnic study of atherosclerosis. Sleep,2015,38(8):1305-1311.

[9] GUNDUZ S,KOSGER H,ALDEMIR S,et al. Sleep deprivation in the last trimester of pregnancy and inadequate vitamin D:is there a relationship?. J Chin Med Assoc, 2016,79(1): 34-38.

[10] LIU X,XIAN Y,MIN M,DAI Q,JIANG Y,et al. Association of 25-hydroxyvitamin D status with obesity as well as blood glucose and lipid concentrations in children and adolescents in China. Clin Chim Acta,2016,455:64-67.

[11] MASSA J,STONE KL,WEI EK,et al. Vitamin D and actigraphic sleep outcomes in older community-dwelling men:the MrOS sleep study. Sleep,2015,38(2):251-257.

[12] MCCARTY DE,CHESSON AL JR,JAIN SK,et al. The link between vitamin D metabolism and sleep medicine. Sleep Med Rev,2014,18(4):311-319.

[13] HUANG W,SHAH S,LONG Q,CRANKSHAW AK,et al. Improvement of pain,sleep,and quality of life in chronic pain patients with vitamin D supplementation. Clin J Pain,2013,29(4):341-347.

[14] DE OLIVEIRA DL,HIROTSU C,TUFIK S,et al. Vitamin D and sleep apnea:beyond a simple association. J Clin Sleep Med,2015,11(11):1345.